AF475432

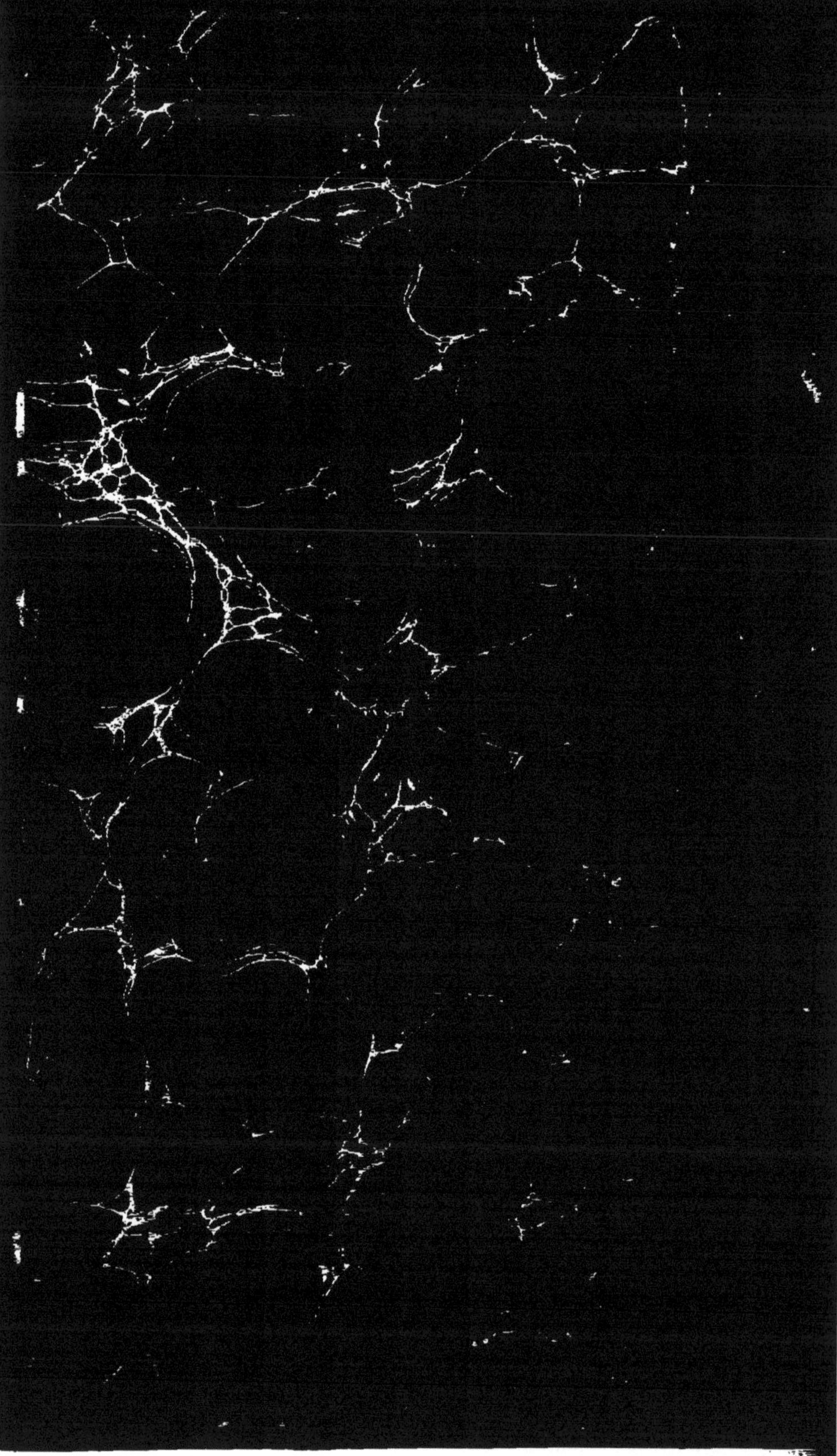

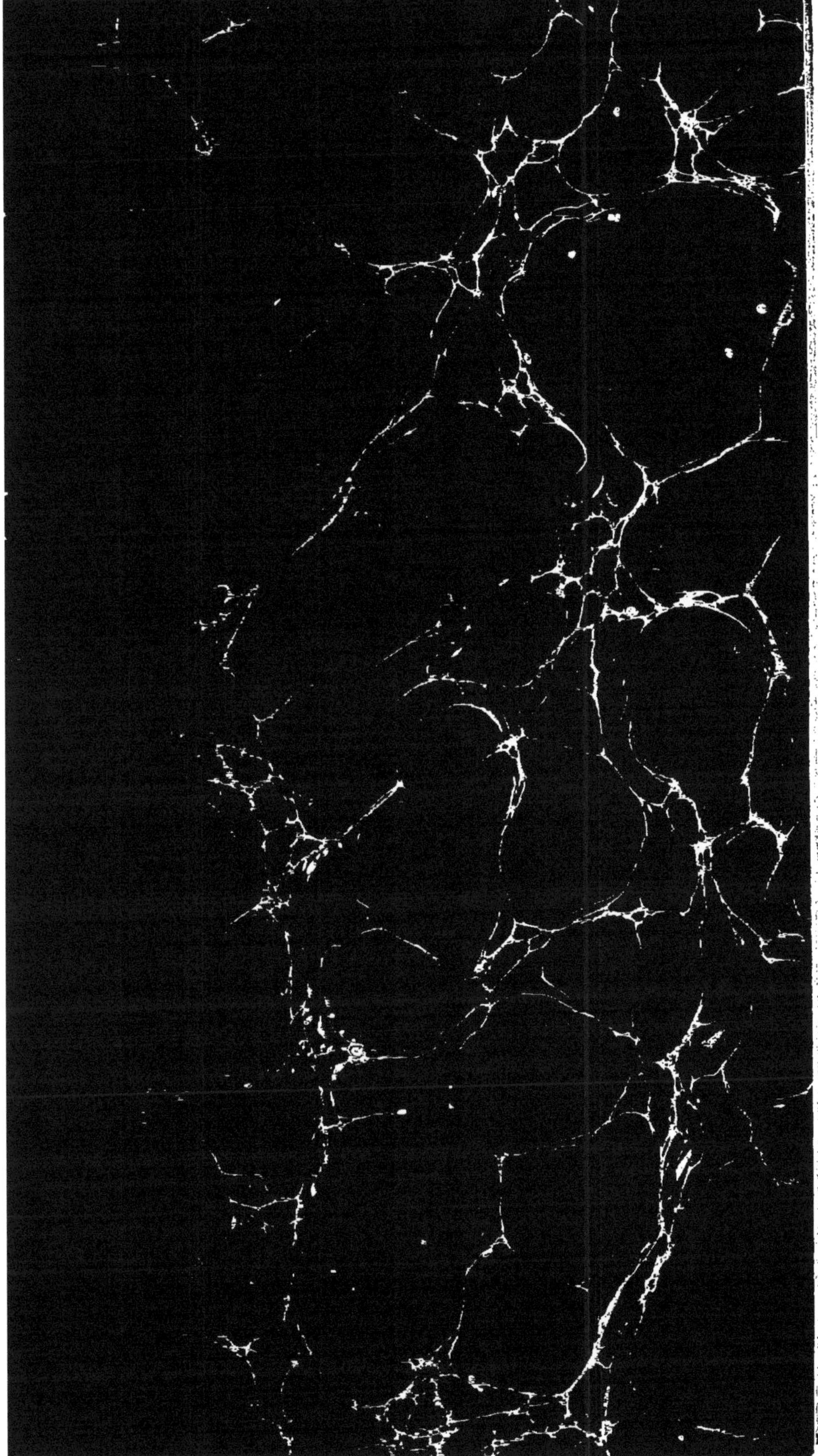

TRAITÉ
DU
BÉGAIEMENT
ET
DES MOYENS DE LE GUÉRIR,

PAR

A. BECQUEREL,

Docteur en médecine, lauréat de l'Institut (prix Monthyon), de la Faculté de médecine et des hôpitaux (médailles d'or).

Ouvrage

CONTENANT L'EXPOSÉ DE LA MÉTHODE DÉCOUVERTE

PAR M. JOURDANT

POUR GUÉRIR LE VICE DE LA PAROLE.

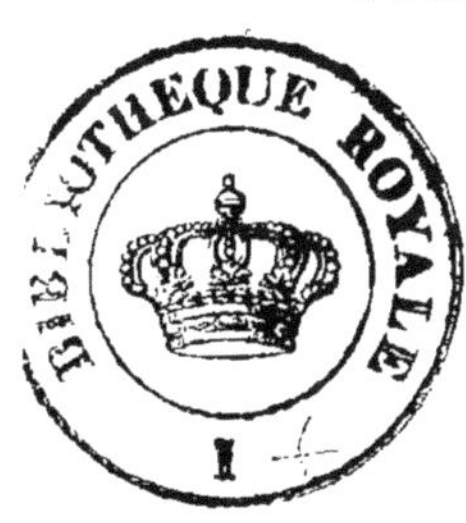

PARIS,

FORTIN, MASSON ET Cie, LIBRAIRES,

place de l'Ecole-de-Médecine, 1.

A LEIPSIG. — MÊME MAISON, CHEZ L. MICHELSEN.

1843

Impr de Hauquelin, et Bautruche rue de la Harpe, 90.

PRÉFACE.

Au mois de mai 1843, M. Arago voulut bien, sur ma demande, présenter à l'Académie des sciences un paquet cacheté, contenant l'exposé d'une *méthode nouvelle pour guérir le bégaiement*, méthode imaginée par un mécanicien nommé Jourdant, et dont j'avais déjà pu constater l'heureuse influence sur plusieurs personnes et en particulier sur moi-même.

Je dus vivement être contrarié : d'une part, obligé que j'étais de garder le secret, sous le sceau duquel cette méthode m'avait été communiquée, et de l'autre engagé en quelque sorte à la présenter à l'Académie sans la rendre publique. Le secret n'est pas en effet dans nos habitudes, il n'est point scientifique, exclut tout contrôle et tout progrès ultérieur. M. Jourdant se refusait complétement à la publicité : aussi j'hésitai longtemps ; mais enfin la reconnaissance que je lui devais, le désir de lui être utile, ainsi qu'aux bègues, que cette méthode pourrait délivrer de leur infirmité, me décidèrent, et la présentation fut faite à l'Institut.

Depuis cette époque, les choses ont bien changé: sans être connue, la méthode de M. Jourdant fut vivement attaquée : on lui reprocha d'abord le secret; mais on alla plus loin, et les auteurs de deux méthodes fort différentes l'une de l'autre l'accusèrent à la fois, soit de les avoir imitées, soit même de les avoir dérobées.

Cette accusation était évidemment absurde, car une troisième méthode ne pouvait ressembler à la fois à deux autres qui différaient totalement entre elles. Mais tout absurde qu'elle fût, il n'était point possible de la réfuter par une simple dénégation ; il fallait une réponse plus noble ; j'engageai donc M. Jourdant à me laisser publier sa méthode; je lui démontrai qu'il gagnait tout à la publicité, que si sa méthode était bonne, comme je le pensais, elle n'en aurait que plus de retentissement, qu'il en aurait au moins l'honneur, et qu'il pourrait dire à ses accusateurs : « *Voyez et comparez*. Vous ai-je pris quelque « chose? Ma méthode ressemble-t-elle aux vôtres?»; enfin qu'il me permettait de montrer que je n'avais point été une dupe. Cette accusation était en effet dirigée contre moi, qui, traité pendant douze années par une de ces méthodes sans succès, et m'en étant occupé avec beaucoup d'ardeur, étais parvenu à être délivré de mon infirmité, après quelques jours d'application de celle de M. Jourdant ; et comment expliquer ce résultat si ces deux méthodes eussent été identiques? Quoi qu'il en soit, M. Jourdant consentit à ce que je lui demandais, et m'auorisa à publier sa méthode dans un ouvrage que je méditais depuis longtemps.

Qu'on ne veuille pas croire, en effet, que le travail que je soumets ici au public m'ait été inspiré par lui, que je veuille m'effacer complétement, et que je ne fasse que traduire ses idées en langage scientifique. Cela n'est point, et jamais je n'aurais consenti à publier un semblable travail.

Cet ouvrage est un traité du bégaiement; j'ai cherché à le rendre aussi complet que possible, à présenter l'exposé de toutes les théories, de toutes les opinions qui ont été émises sur le vice de la parole, ainsi que les traitements divers qu'on a successivement préconisés pour la guérison. En m'occupant de ces opinions, de ces méthodes de traitement, celle de M. Jourdant que j'étais autorisé à publier, se présentait nécessairement à moi en première ligne, puisque je regardais comme la plus vraie, la théorie qu'il donnait du bégaiement, et que j'adoptais tout-à-fait son mode de traitement, que je trouvais plus rationnel et presque toujours suivi de succès. Je dus donc en parler et développer ce sujet autant que possible.

Je pense en conséquence avoir rendu service aux médecins qui auront des bègues à traiter, et en même temps aux personnes affligées de bégaiement, et qui voudront faire disparaître leur infirmité, car on trouvera dans cet opuscule les moyens d'arriver à ce double but.

TABLE DES MATIÈRES,

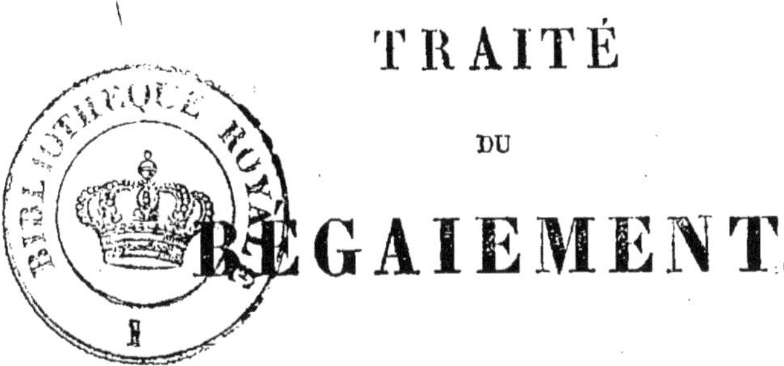

TRAITÉ DU BÉGAIEMENT.

CHAPITRE I.

DÉFINITION DU BÉGAIEMENT.

On définit en général le bégaiement, une affection caractérisée par une difficulté plus ou moins grande dans l'émission de la parole, difficulté souvent accompagnée d'un certain trouble dans les mouvements des muscles respirateurs. Bien que très-insuffisante, nous nous bornerons toutefois à cette définition, nous réservant d'en donner plus tard une autre lorsque nous aurons fait connaître la nature de cette affection.

En définissant ainsi le bégaiement, on en fait de suite une maladie ou plutôt une affection à part et qu'il faut bien nettement isoler; il existe, en effet, un certain nombre de maladies dont une des conséquences, un des symptômes est une certaine difficulté de la parole, et dans ce cas, cette difficulté qui est entièrement symptomatique, ne constitue pas un véritable bégaiement. Avant d'étudier cette affection, nous allons passer rapidement en revue ces divers vices de la parole symptomatiques.

Chez certains vieillards on observe quelquefois une difficulté de parler qui tient à l'affaiblissement des organes phonateurs et à la perte de la mémoire. Cette difficulté n'est point un véritable bégaiement, car on voit, au contraire, ce dernier diminuer et même disparaître avec les progrès de l'âge.

Pendant les prodrômes des hémorrhagies cérébrales, de l'encéphalite, du ramollissement du cerveau, et d'autres maladies de cet organe, on observe quelquefois un certain embarras de la parole, qui, réuni à d'autres signes, permet dans quelques circonstances de prévoir l'invasion de ces maladies. Une fois ces affections développées, la parole peut être abolie ou bien conservée; mais assez souvent aussi elle est notablement gênée, difficile, embarrassée, et pour tout médecin qui a vu quelques malades, il est impossible, en raison des circonstances qui l'accompagnent, et des caractères mêmes de cet embarras de la parole, de le confondre avec un véritable bégaiement.

Il est certaines névroses cérébrales dans lesquelles on observe quelquefois une difficulté plus ou moins grande de la parole; ainsi lorsque la chorée atteint les muscles phonateurs, cet acte est en général beaucoup moins libre que dans l'état normal; ce n'est pas là toutefois un véritable bégaiement; et ceux qui ont appelé cette affection une chorée des muscles de l'articulation, se sont, à notre avis, complétement mépris; ce qu'on observe surtout dans ce cas, c'est en quelque sorte un état saccadé de la parole; les syllabes sortent à intervalles égaux, et sont presque toujours rapidement prononcées. J'ai eu plus d'une fois l'occasion d'observer ces effets de la chorée chez de jeunes sujets reçus à l'hôpital des Enfants-malades pour cette affection.

Quelquefois, dans des maladies graves et de long cours, dans la fièvre typhoïde par exemple, il survient, chez les sujets très-affaiblis, une difficulté de la parole qui peut avoir de l'analogie avec le bégaiement. Dans l'ivresse, la langue est souvent, comme dit le vulgaire, gênée et embarrassée; c'est encore une difficulté de parler symptomatique.

On observe encore un certain embarras de la parole, chez

les enfants qui commencent à parler ; ils bégayent, comme on dit, les premiers mots ; il existe une véritable hésitation chez les individus qui parlent une langue étrangère qu'ils ne savent pas très-bien, chez les personnes de peu d'intelligence, ou bien qui ne savent comment exprimer les idées qui leur viennent, chez les écoliers qui veulent réciter des leçons qu'ils ne savent pas. Cet embarras de la parole, qui varie dans presque tous ces cas, et n'est jamais semblable à lui-même, ne peut certainement être considéré comme un véritable bégaiement.

On a dit qu'il arrivait souvent aux personnes chez lesquelles les idées se formaient trop promptement et qui parlaient avec trop de rapidité, d'être affectées de bégaiement. Cela n'est pas exact ; ces personnes-là ne bégayent pas, mais elles bredouillent. Le bredouillement est caractérisé, en effet, par une prononciation confuse ; les individus qui le présentent, parlent avec une telle volubilité, qu'ils n'ont pas le temps de prononcer complètement les mots ; ils en mangent une partie, comme on dit vulgairement. C'est là ce qui constitue le vice de langage qu'on a appelé bredouillement, et qui est loin d'être un véritable bégaiement. On n'a, du reste, qu'à faire parler un peu lentement les personnes qui en sont affectées, pour les entendre s'exprimer avec facilité.

Le grasseyement qui est dû à la mauvaise articulation de la lettre *r*, à son remplacement par une autre consonne ou même à sa suppression complète, est simplement le résultat d'une mauvaise habitude, et avec un peu de persévérance on pourrait facilement corriger de ce défaut les personnes qui en sont affectées. Nous dirons absolument la même chose de la blésité qui est caractérisée par la substitution de certaines consonnes qui ne doivent pas exister dans un mot, à d'autres qui doivent normalement en faire partie.

Que dire maintenant du bégaiement symptomatique d'un vice organique de la langue ou des muscles phonateurs? La première question à décider serait celle-ci : ces vices organiques existent-ils ? et ensuite, s'ils existent, sont-ils fréquents, et donnent-ils toujours lieu au bégaiement? Toutes ces questions sont encore loin d'êtres résolues, et comme l'a fort judicieusement fait observer M. Malbouche dans un opuscule publié en 1841, on a singulièrement exagéré les vices organiques, et tellement même qu'on en est à douter de leur existence. Bien qu'il s'agisse ici d'un vice de langage symptomatique, nous n'en discuterons pas moins ces questions à propos des causes du bégaiement et de la section des muscles génio-glosses; mais nous pouvons affirmer d'avance que ces vices organiques sont infiniment plus rares qu'on ne l'a prétendu dans ces derniers temps, et que leur existence est peut-être même douteuse.

Sauf cette question que nous réservons, nous sommes, je pense, bien fixés sur le vice de la parole auquel on doit donner le nom de bégaiement. Il y a des difficultés de parler symptomatiques : ce sont les diverses espèces de troubles de la parole que nous avons passées en revue; et le bégaiement proprement dit, qui, bien qu'il se présente sous des formes assez diverses, n'en est pas moins une affection à part, bien nette et bien caractérisée. C'est elle que nous allons maintenant étudier.

CHAPITRE II.

ÉTIOLOGIE DU BÉGAIEMENT.

L'étiologie du bégaiement comprend l'étude de deux parties bien distinctes : la première est celle de la cause première probable de cette affection; la deuxième celle des influences diverses, soit internes, soit externes, qui peuvent la déterminer et auxquelles on donne plus particulièrement, dans les traités de pathologie, le nom de *causes*. Nous en ferons l'objet de deux sections différentes.

SECTION I.

De la cause première du bégaiement.

Démontrer en quoi consiste cette cause, ce serait dévoiler immédiatement la nature du bégaiement, et indiquer en même temps presque à coup sûr le mode de traitement qu'on devrait suivre pour le guérir. Aussi beaucoup de travaux ont-ils été entrepris dans cette direction, et ont-ils donné naissance à des théories souvent bizarres, presque toujours fausses, ou bien présentant un côté vrai, qu'on s'est alors beaucoup trop hâté de généraliser. Avant d'exposer toutes ces théories et celle que nous proposons et que nous avons lieu de croire plus vraie que les autres, nous pensons qu'il est important d'étudier la production de la voix et de la parole à l'état normal. Cette étude nous permettra d'expliquer plus facilement, et de faire mieux comprendre le mécanisme du bégaiement.

De la voix et de la parole a l'etat normal.

La voix est produite dans le larynx : on peut considérer l'énoncé de ce fait comme un axiôme; il est prouvé par trop de faits pathologiques et de vivisections pour qu'il soit utile de le démontrer ici d'une manière plus positive. Mais pourquoi et comment s'y produit-elle ? C'est une autre question plus difficile et plus importante que nous allons examiner avec soin.

La voix une fois produite est constituée par un son qui a un certain ton, un timbre particulier et une certaine intensité ; une personne qui vocalise, par exemple, fait entendre sa voix pure et simple, douée de ces trois qualités. La voix une fois produite peut être articulée, et cette articulation s'opère par des contractions spéciales et coordonnées des muscles de la langue et des parois buccales. La voix articulée c'est la parole : examinons donc successivement la voix simple et la voix articulée, ou la parole.

De la voix simple.

L'étude de la formation de la voix et de son mécanisme a engendré un certain nonbre de théories, ingénieuses pour la plupart et présentant presque toujours quelques points vrais. Avant d'exposer les principales de ces théories, nous devons établir quelles sont les conditions nécessaires pour la production de la voix.

Pour bien comprendre ces conditions, et pour les établir avec quelque certitude, on doit examiner quelqu'un qui force sa voix, un chanteur par exemple, et on peut constater ce que MM. Richerand et Bérard ont bien exprimé dans leur *Physiologie* :

« Du moment où l'on se dispose à produire un son, on fait « une inspiration brusque et assez forte, de telle sorte qu'en « voyant cette inspiration on peut deviner qu'une personne va

« parler; alors l'air est chassé de la poitrine par une expiration « active, circonstance qui la distingue de l'expiration ordinaire, « ce qui fait que l'action de parler finit par devenir fatigante.

Cette condition est en effet la première et la plus importante: il est incontestable que tout son, quelque peu prolongé qu'il doive être, est toujours précédé d'une inspiration et qu'il ne peut s'accomplir que pendant l'expiration qui, comme on le voit, est indispensable à sa production. Il est presque inutile d'ajouter que c'est à travers la glotte que cet air expiré doit passer pour produire le son.

La glotte, en raison des muscles qui font mouvoir directement ou indirectement les cordes vocales (inférieures) et les cartilages arythénoïdes, est susceptible d'éprouver des variations dans sa forme, sa largeur et sa longueur.

Les cordes vocales sont susceptibles d'être tendues ou relâchées, et possèdent la propriété d'entrer en vibration. La possibilité de ces vibrations, souvent mise en doute, a été admise et démontrée par MM. Magendie, Malgaigne, et récemment par Muller.

Voilà les trois conditions fondamentalement nécessaires pour la production de la voix. Examinons maintenant rapidement les principales théories qui en ont été données.

D'après Galien, on pourrait comparer le larynx à une flûte dont le tuyau serait constitué par la trachée et dont la glotte serait l'embouchure. Cette théorie est trop évidemment fausse pour qu'il soit même besoin de la discuter ; car la trachée ou le tuyau précéderait l'embouchure au lieu de le suivre.

Fabrice d'Aquapendente compara aussi l'organe vocal à une flûte. Mais il eut soin de représenter le tuyau par toutes les parties qui s'étendent de la partie supérieure de la glotte à l'ouverture buccale.

Dodart crut voir dans l'organe vocal un cor. La glotte répondait aux lèvres du joueur, et le corps de l'instrument était représenté par la partie qui s'étend de la glotte à la bouche. Dodart ne tint pas compte, dans sa théorie, du raccourcissement et de l'allongement du conduit vocal qui résulte des mouvements d'ascension et d'abaissement du larynx. Cette théorie est maintenant oubliée.

Ferrein compara les cordes vocales aux cordes d'un violon, les cartilages arythénoïdes aux chevilles capables de tendre ou de détendre les cordes, de manière à leur faire produire des sons aigus ou graves, et l'air passant sur les cordes vocales à un archet capable de les faire vibrer. Cette théorie contre laquelle on s'éleva avec une certaine force et à laquelle, dans un de nos meilleurs ouvrages de physiologie (Richerand et Bérard), on reproche d'avoir comparé à des cordes vibrantes les ligaments glottiques qui ne sont ni secs, ni tendus, ni isolés, et de n'avoir tenu aucun compte des mouvements de l'organe vocal et des changements qui en résultent dans la trachée-artère, le pharynx et la bouche, n'est cependant pas aussi éloignée de la vérité qu'on a bien voulu le dire, et nous verrons plus bas, en exposant le résumé succinct des belles expériences de Muller, que cette comparaison pourrait être justifiée sous plusieurs rapports.

Cuvier compara le larynx à une flûte; dans cette théorie le son est produit à l'instant où l'air traverse la glotte. L'élévation du larynx qui s'effectue pour la production des sons aigus peut être assimilée à l'effet produit par les doigts qui bouchent les trous pour raccourcir le tuyau, et le rétrécissement successif de l'ouverture buccale à ce qui se produit quand on bouche progressivement l'extrémité d'un tuyau à l'autre bout duquel on produit un son; c'est-à-dire que le son devient de plus en plus grave, et que, quand l'extrémité est tout-à-fait bouchée, il est à une octave plus bas que primitivement; enfin les fosses nasales pourraient être comparées aux trous les plus élevés de la flûte.

Avec ces données on ne peut rendre compte de tous les tons

possibles de la voix; Cuvier cherchait alors à les expliquer en disant qu'il existe un certain nombre de tons fondamentaux en rapport avec la longueur et les divers changements du tuyau vocal; puis que ces tons fondamentaux étaient susceptibles d'être harmonisés et de donner lieu à des tons intermédiaires aux premiers. Cela constitue une série d'hypothèses plus ou moins ingénieuses il est vrai, mais qui n'ont pour base aucune expérience. Parmi plusieurs objections faites à cette théorie, il en est une de M. Dutrochet à laquelle il était impossible de répondre : ce fut la suivante : si un ton aigu avait pour générateur un ton grave qui s'est harmonisé, le larynx devrait être dans les deux cas à la même hauteur; or il n'en est rien, il est plus haut pour les tons aigus, plus bas pour les tons graves.

Les sons, d'après M. Dutrochet, sont produits par les cordes vocales qui entrent en vibration par suite de l'action et du passage de l'air. Les différences de tons sont produites par la tension différente des cordes vocales.

D'après MM. Biot et Magendie, on peut comparer le larynx à un instrument à anches; le son ou les vibrations des anches sont produites par la colonne d'air qui se brise contre elles pendant qu'elles s'éloignent et se rapprochent alternativement de manière à venir au contact soit de l'anche opposée, s'il y en a deux, comme dans le basson, soit du support de l'anche unique de la clarinette. Plusieurs objections peuvent être faites à cette théorie qui est séduisante : d'abord dans le larynx les anches ne sont libres que par un de leurs bords au lieu de l'être par trois; la tension et la dureté des cordes vocales varie à chaque instant, tandis qu'elles sont toujours les mêmes dans les anches ordinaires. L'épiglotte, selon M. Magendie, fait l'office des soupapes molles et mobiles de certains tuyaux d'orgue, dont l'inclinaison proportionnelle à l'intensité du courant d'air est destinée à modérer l'élévation du ton à mesure que le son prend de la force. M. Savart objecta à cette théorie, que les lèvres des cordes vocales ne se touchent pas quand elles vibrent comme celles des anches ordinaires et que le courant d'air n'était point assez fort pour faire vibrer les cordes vocales, qu'on pouvait comparer à des anches courtes et épaisses.

M. Savart compara le larynx à un appeau. Voici comment MM. Richerand et Bérard, dans leur *Physiologie*, exposent en peu de phrases la théorie ingénieuse de cet illustre savant « Qu'on imagine dit-il, un noyau de pêche percé sur « deux faces opposées : si on souffle par une des ouvertures, « l'air s'échappe par l'autre, entraînant une partie de l'air de « la caisse; le reste est plus raréfié, l'air extérieur y rentre, « et de ces courants résulte la formation de sons. Dans « l'homme les cordes vocales supérieures et inférieures sont les « deux ouvertures de l'appeau, et les ventricules du larynx re- « présentent l'intérieur de la caisse analogue à la cavité du « noyau de pêche. Le degré de force du courant d'air, si l'ap- « peau est très-allongé, n'a que peu d'influence sur le change- « ment des sons; mais il en prend une considérable si le tuyau « est court. Les sons seront encore plus grandement modifiés si « l'on fait arriver à l'appeau l'air par un porte-vent à parois « molles, élastiques, et pouvant varier dans ses diamètres trans- « verses: or c'est précisément ce que nous présente la trachée-ar- « tère. Si les parois de la caisse sont molles et élastiques au lieu « d'être solides, elles détermineront encore des modifications « étendues dans le son. Si enfin à l'autre ouverture de l'ap- « peau on adapte un tuyau vocal dont les parois sont également « élastiques et susceptibles de différents degrés de resserre- « ment ou d'élargissement, on arrivera à produire des sons qui « pourront être variés à l'infini pour la force et pour le ton, et « dont la qualité sera d'autant meilleure qu'il y aura un rap- « port mieux calculé entre la caisse où le son s'engendre, le « tuyau vocal et le porte-vent.

Dans cette théorie on tient compte de l'influence du porte-vent, des cordes vocales, des ventricules du larynx, de la glotte supérieure, toutes choses dont on n'avait pas expliqué l'importance avant lui.

Muller, dans sa Physiologie du système nerveux, a présenté l'exposé des nombreuses recherches qu'il a faites sur l'organe de la voix, et en voici le résumé en quelques mots:

« Des expériences faites sur le larynx artificiel à languettes « membraneuses et de celles sur le larynx humain lui-même, « dont les résultats s'accordent parfaitement ensemble quant « aux points essentiels, il suit que l'organe vocal de l'homme « est une anche à deux lèvres membraneuses et élastiques. » C'est à peu près l'opinion de MM. Biot, Cagniard de Latour, Magendie, Malgaigne et même de Ferrein. Muller n'a trouvé aucune différence essentielle entre les sons de poitrine et ceux de fausset; ces derniers sont dus à des conditions particulières qu'il est inutile d'exposer ici. Nous adoptons, du reste, pleinement les opinions de Muller, toutes basées sur des expériences et des faits précis.

Telles sont les seules notions que nous croyons devoir donner sur les causes de la production de la voix ou du son ; ce sont celles que nous pourrons avoir besoin d'invoquer par la suite. Exposons maintenant nos remarques sur les phénomènes qui accompagnent la production du son.

Un individu qui dort et qu'on vient à examiner présente une succession régulière et non interrompue, constituée par les phénomènes suivants: inspiration, dilatation de la poitrine qui en est le résultat, puis expiration. Ces mouvements sont automatiques, il n'en a point conscience. L'air qui sort est doué d'une certaine force, car en approchant de la bouche de cet individu qui dort, on sent son haleine, suivant l'expression vulgaire, ou bien en appliquant un miroir au-devant de la cavité buccale, on le voit se ternir. Nous avons supposé l'individu dormant, parce qu'on peut examiner avec plus de soin cette série de phénomènes; mais la même chose a lieu exactement quand il est éveillé. Supposez maintenant que l'on fasse produire un son vocal à cet individu; voici ce qu'on observe. Il commence par faire une inspiration à la suite de laquelle la poitrine se dilate ; il y a ensuite un temps d'arrêt très-court, et qu'on ne remarquerait point si on n'y faisait attention; puis, au moment où l'expiration devrait commencer s'il n'y avait pas de son produit , ce son commence à sortir , et il continue ainsi jusqu'à ce que tout l'air qui aurait dû être expiré ait été employé à la formation du son ; alors, ou cet individu s'arrête, ou il fait une nouvelle inspiration pour commencer un nouveau son, et ainsi de suite. Notons deux faits importants dans ce que nous venons d'exposer: 1° le retour de la poitrine à son état normal , et son affaissement lent et successif à mesure que le son est émis; 2° l'emploi de l'air, qui aurait dû être expiré simplement, à la formation du son. Que ce soit l'air qui vibre en passant sur les cordes vocales, ou qui les fasse vibrer par son passage, cela est indifférent pour nous; mais ce que nous ne saurions trop faire remarquer, c'est que lorsqu'on parle l'expiration cesse d'être visible et qu'il n'y a plus de courant d'air (expiré) appréciable pour l'observateur; cet air s'épanouit en quelque sorte et rien n'annonce sa sortie, car il ne ternit plus la glace ou bien n'y dépose qu'une très-légère couche d'humidité quand le son est prolongé, tandis que lorsqu'une personne fait sortir l'air par une expiration même simple, cette glace est immédiatement couverte d'une couche notable d'humidité. Nous pensons avoir fait comprendre ce point délicat, qui non seulement avait été négligé jusqu'alors, mais encore dont il n'avait jamais été fait mention dans les travaux publiés sur la voix.

Pour mieux faire saisir notre pensée , nous résumerons ainsi qu'il suit, et dans un langage moins scientifique, ce que nous venons de développer, en disant que dans la formation des sons, l'air qui vient d'être inspiré et qui dilate la poitrine, au lieu d'être expiré simplement, est ménagé et sort avec une lenteur plus grande, en rapport avec la durée et l'intensité de ce son. Il est par conséquent employé en son pur et simple et nullement en souffle (air expiré), qui cesse alors d'être appréciable.

Nous devons cependant faire observer que si, par une cause quelconque, et peut-être on pourrait la reproduire expérimentalement, la quantité d'air qui sort des poumons était plus considérable qu'il ne fallait pour la formation des sons, il ne nuirait cependant en rien à cette formation qui se ferait tout aussi bien, et alors on pourrait constater la sortie d'air expiré simplement en même temps que du son, ou comme on dirait vulgairement, sortie simultanée de son et de souffle. Cette supposition peut paraître ici inutile et même futile; mais il est loin d'en être ainsi. Nous la verrons tout à l'heure se réaliser dans la production du bégaiement; aussi ne saurions-nous trop y insister.

Telle est la voix ou plutôt le son produit. Quelle est la modification qu'il éprouve pour former la parole? c'est ce que nous allons examiner.

DE LA PAROLE.

La parole est la voix articulée. L'instant qui sépare l'émission du son formé dans le larynx de celui où la parole est produite, est tellement court qu'il est inappréciable, et on peut presque dire que la production du son par le larynx et l'émission de la voix sont deux phénomènes instantanés, et tellement identifiés entre eux, que, malgré l'attention la plus soutenue, il est de toute impossibilité de les distinguer chez une personne qui parle. Voici un premier fait incontestable, et dont il était utile d'être prévenu; aussi pouvons-nous maintenant examiner de quelle manière le son produit dans le larynx, et que nous avons étudié plus haut, est articulé pour produire la parole.

L'articulation des sons est produite par la contraction des muscles de la langue, des lèvres et des parois buccales, qui déterminent l'agrandissement, la diminution, ou les configurations diverses que peut prendre la cavité qu'ils circonscrivent. Pour bien comprendre le mécanisme de l'articulation des sons, il faut l'examiner dans la production des lettres, car, ce sont elles qui forment la base de la parole; nous ne nous occuperons ici spécialement que de celles qui constituent le fond de notre langue.

On a divisé les lettres en voyelles et en consonnes. Cette division est extrêmement ancienne.

Les voyelles ont été ainsi nommées, parce qu'elles semblent être constituées par des sons vocaux laryngiens presque purs, et qui sont à peine articulés; la cavité buccale n'est que légèrement modifiée, et sauf peut-être la cinquième voyelle, la lettre u, on pourrait prononcer les quatre autres sans fermer la bouche et sans modifier notablement son ouverture; une telle prononciation toutefois serait loin d'être pure. On peut admettre en général que les voyelles sont articulées; cependant le nom qu'elles portent n'en est pas moins juste, car, comme je l'ai dit, ce sont essentiellement des sons vocaux.

L'a exige, pour être prononcé, que la bouche soit ouverte, la langue libre et abandonnée à elle-même, et la lettre en quelque sorte émise et poussée sans beaucoup de force.

Pour l'e, les arcades dentaires sont plus rapprochées, la bouche plus large, la pointe de la langue abaissée derrière les incisives inférieures.

Pour l'i, l'ouverture buccale est encore plus rétrécie, la langue plus élargie à la pointe touche les premières molaires.

La lettre o est presque uniquement formée dans le larynx.

L'u se prononce comme l'a, sauf que les lèvres sont fermées et projetées en avant.

Les consonnes ont été ainsi nommées parce qu'elles servent à lier entre elles les voyelles. Elles sont au nombre de dix-neuf; on les divise en général en semi-voyelles et en consonnes proprement dites.

Il y a quatre consonnes semi-voyelles, dont deux sont dites nasales, parce que le son qui les constitue paraît retentir dans les fosses nasales. Ce sont m, qui se prononce en fermant les lèvres complétement, et n, en fermant la cavité buccale par l'application de la pointe de la langue contre les incisives supérieures et le palais. Les deux autres sont dites linguales : ce sont l, qui se prononce en appliquant la pointe de la langue comme pour n, et en déprimant un peu sa partie moyenne pour laisser passer un peu d'air de chaque côté, et r, qui semble produit par les vibrations très-rapides de la pointe de la langue contre les incisives supérieures et le palais. H, se rapproche un peu de ce mode de prononciation, c'est une lettre aspirée.

Les consonnes proprement dites peuvent être divisées en *labiales*, b, v, et p, qui se prononcent un peu brusquement en écartant rapidement les lèvres préalablement fermées; *dentales*, d et t, qui se prononcent en détachant la langue du palais; *gutturales*, k, q, g et c dur, qui semblent sortir du pharynx, et qui sont produites en détachant également avec rapidité la langue du palais ; *sifflantes*, f, s, x, z et c doux, qui semblent produites comme par une espèce de sifflement.

D'après les remarques fort ingénieuses de M. Magendie, on peut classer les lettres d'une autre manière, et je suis loin de regarder cette classification comme indifférente. D'après lui, les lettres sont vocales ou non vocales : les premières sont dues à des modifications de la voix, et les secondes, ou consonnes, en sont indépendantes. Les lettres vocales sont a, e, i, o, u et les consonnes b, p, d, t, l, g, k, m, n, les lettres non vocales son f, v, s, x, z, j, r, h ; elles sont dues au frottement de l'air contre les parois de la bouche, et peuvent être indépendantes du son vocal. Elles peuvent être prolongées autant que l'expiration.

M. Gerdy a publié (1) un mémoire fort intéressant sur la

(1) Physiologie, t. 1.

voix et la parole. Ce mémoire nous a paru tellement remarquable que je crois utile d'en présenter l'analyse.

Il distingue les lettres en voyelles et consonnes.

Voyelles.— Aussitôt que le larynx donne de la voix, le son voyelle se fait entendre, et on peut le prolonger indéfiniment. Ce sont des sons stables. On les distingue en voyelles distinctes, ou qui frappent clairement notre oreille, a, é, è, i, o, ou, eu, u, an, in, on, un, et voyelles confuses que l'oreille peut à peine distinguer, et la bouche reproduire, e muet, ue, il les subdivise ainsi :

1er Groupe, a, e : pour les prononcer l'isthme du gosier figure une fente verticale plus large en bas ; le voile du palais s'étend en voûte; et la luette se raccourcit. Pour a, la bouche est ouverte et la langue abaissée vers la pointe ; pour e, la langue plus élevée touche les incisives inférieures qu'elle dépasse, ainsi que les molaires.

2me Groupe, é, i: l'isthme du gosier forme une ouverture plus large. Pour é, la bouche se fend transversalement, le corps de la langue est élevé contre le palais et touche aux dents supérieures. Pour i, il s'approche encore plus du palais et même du voile.

3me Groupe, o, ou, eu, u : elles sont dues à la combinaison des mouvements des deux premiers avec certains mouvements des lèvres. (Pour o, ou, on a la même forme du gosier que pour a; et pour eu, u, c'est celle de e.) Pour o, les lèvres se froncent en rond, s'allongent en canal, et la pointe de la langue abaissée se retire en arrière des incisives inférieures. Pour ou, les lèvres s'allongent un peu plus, l'ouverture de la bouche est plus étroite et la langue se relève en s'avançant un peu plus. Pour u, l'ouverture buccale est plus étroite, et la langue plus près du palais; pour eu, les lèvres se froncent de manière à former une ouverture transversale et ovalaire.

4me Groupe, in, an, un, ou, on, voyelles nasales, parce qu'elles retentissent dans les fosses nasales, en raison de l'abaissement simultané du voile du palais. Bien qu'il y ait deux lettres, ce sont des sons simples. Pour an, le voile du palais est très-abaissé, la luette touche presque la langue, de sorte que peu de son sort par la bouche. Pour in, le voile du palais est élevé un peu, et la langue est retenue vis-à-vis la première des grosses molaires. Pour on, c'est la même chose que pour an, sauf que la bouche s'arrondit. Pour un, le voile du palais s'élève, et la langue s'avance contre les incisives, la bouche est toujours arrondie.

Consonnes. — Dans la prononciation des consonnes il y a deux mouvements : 1° un préliminaire consistant tantôt dans des mouvements des lèvres, tantôt dans l'occlusion momentanée du canal oral ; 2° un mouvement d'articulation qui consiste surtout dans l'ouverture subite du canal oral, et dans l'émission brusque de l'air préalablement retenu, et enfin dans l'explosion simultanée de la consonne. On peut prononcer la consonne en commençant par le son voyelle, mais jamais on ne peut la prononcer sans la revêtir immédiatement d'une voyelle obscure ou distincte qui la rende sensible à l'oreille.

On doit distinguer les consonnes en simples et composées. Les simples ne font entendre qu'un son consonne, uni à un son voyelle. Les composées en font entendre deux, qui naissent tous deux du même mouvement essentiel d'ouverture de la bouche.

Consonnes simples. — Il y en a neuf genres, et dans chacun de ces genres il y a une consonne douce, produite par une expiration douce, et une consonne dure, produite par une expiration brusque, à travers la bouche qui s'ouvre soudainement après avoir retenu l'air qui y était accumulé.

Premier genre : b, consonne douce, et p, consonne rude (*labiales*). Elles sont formées d'abord par l'occlusion des lèvres, ensuite par leur ouverture.

2e genre : v et f (*dento-labiales*). Dans le mouvement préliminaire les dents supérieures s'appliquent à la lèvre inférieure, et s'en écartent ensuite brusquement en articulant.

3e Genre : z des Espagnols, c du même peuple, θ des Grecs, se prononcent en portant la langue entre les incisives, et en la retirant subitement pour laisser échapper la consonne articulée.

4e Genre : *linguales antérieures sifflantes*, z français, s, j, ch. Il y a trois mouvements de la bouche : un premier, préliminaire, pendant lequel la langue s'applique à la voûte par ses côtés, l'air peut passer au milieu, et est dirigé contre les incisives où il se brise, et produit, soit un sifflement, soit un chuintement. Un second mouvement préliminaire par lequel la pointe ou la partie antérieure de la langue paraît fermer momentanément le canal de la prononciation ou au moins le rétrécir. Enfin le troisième mouvement ou d'articulation, qui ouvre le canal et permet à la consonne de se faire entendre. Pour z et s, l'air est dirigé contre les dents supérieures ; pour j et ch, la pointe de la langue est élargie, et l'air vient se briser plus facilement contre les dents.

5e Genre : *linguales antérieures muettes* : l, r, d, t, sont muettes et articulées par la pointe de la langue. Pour r, la langue est contre le palais, et rétrécit le canal oral ; l'air qui passe dessus le fait vibrer comme un archet la corde d'un violon. Il y a un second mouvement préliminaire par lequel la langue s'applique au palais et s'en détache ensuite pour articuler. Pour l, d, t, la langue s'applique au palais par un mouvement préliminaire. Pour l, le canal oral est incomplétement fermé. Pour d et t, il l'est complétement, et la langue touche les dents. Ce contact n'est cependant pas indispensable.

6e Genre : *linguales* y, ch, il, g dur, q. C'est le corps de la langue qui les articule. Pour toutes, exceptés ch, la langue s'applique au palais par un premier mouvement, et s'en écarte pour articuler. Pour lle, de feuille, l'air passe des deux côtés de la langue. Pour y, l'air passe sur la ligne médiane. Pour ch, la langue, très-rapprochée de la voûte du palais, laisse passer l'air de manière à produire un petit sifflement ou un chuintement. Pour g dur et q, c'est la moitié postérieure de la langue rétractée qui s'applique à la voûte palatine vers le bord adhérent ou la base du voile du palais.

7e Genre : le son manque à la langue française ; c'est le j des Espagnols dans *juez*, ch des Allemands dans *machen*.

8e Genre : nasales m, n. Se prononce en abaissant le voile du palais et dirigeant le son vers les fosses nasales. Les lèvres agissent pour m comme pour b, et pour n, comme pour d. C'est donc un b ou un d passés par le nez. On peut en rapprocher gne de ligne. Pour ces trois consonnes l'air s'échappe par le nez dans le mouvement préliminaire, ce qui n'arrive pour aucune autre.

9e Genre : h aspirée. Le pharynx et l'isthme du gosier sont resserrés par une première action ; ensuite il s'y fait un relâchement subit qui coïncide avec l'expiration et fait résonner la consonne.

Telle est l'analyse du travail de M. Gerdy que j'ai trouvé tellement complet, que je l'ai retranscrit à peu près textuellement dans beaucoup de passages ; et j'ai eu lieu de m'étonner que Muller ne l'ait pas même cité dans son analyse de la parole, car nous allons voir que, dans le travail de ce dernier, il y a des explications qui sont bien évidemment postérieures et que M. Gerdy avait indiquées le premier.

Muller, dans sa Physiologie du système nerveux, a analysé avec une grande rigueur et avec sa sagacité habituelle les modifications de la cavité buccale dans la prononciation des lettres ; il a fait quelques emprunts à M. Magendie pour sa distinction des lettres en celles qui exigent la voix, et en celles qui peuvent être formées sans elle. Nous devons rendre à ce physiologiste la justice de dire que cette distinction lui appartient ; mais Muller n'en a pas moins analysé avec soin la parole, et comme cette analyse peut nous être utile pour comprendre l'étiologie et expliquer la cause du bégaiement, nous allons l'exposer rapidement et présenter un résumé concis de ses idées.

La parole est une association des sons formés dans le larynx et de ceux produits dans le reste du tuyau vocal (Bouche, pharynx, fosses nasales). L'étude de la parole à voix basse est la seule qui puisse conduire à quelques notions précises sur la théorie des lettres; et cette étude a fait arriver Muller aux résultats suivants.

On doit distinguer les lettres en deux classes : 1° lettres qui sont constituées par un bruit produit dans la glotte, ce sont les voyelles; et en 2° lettres qui sont produites par des bruits engendrés par l'air qui parcourt le canal s'étendant de la glotte à la bouche, lequel alors éprouve diverses modifications; ce sont les consonnes. On peut voir qu'il admet ainsi la distinction très-importante faite d'abord par M. Magendie, mais cependant qu'il ne range pas tout-à-fait les mêmes lettres que lui dans ces deux classes.

Les voyelles sont donc de simples bruits qui ont leur origine dans la glotte, et les différences de grandeur du canal oral et nasal peuvent expliquer les différentes voyelles; presque toutes les consonnes, au contraire, peuvent être produites par les seules modifications de la cavité pharyngo-bucco-nasale, ce qu'on peut constater en observant avec soin quelqu'un qui parle à voix basse.

D'après Muller on doit distinguer trois espèces de consonnes :

1° *Consonnes muettes et soutenues* dans la prononciation desquelles la cavité buccale et nasale présente des modifications identiques au commencement, au milieu et à la fin; ce sont : h, m, n, f, c, s, r et l.

On les distingue en

(A) Consonnes qui exigent, pour être prononcées, que le canal oral soit entièrement ouvert; c'est h.

(B) Consonnes pendant la prononciation desquelles le canal nasal est entr'ouvert, et la cavité orale close par les lèvres ou la langue appliquée au palais. Ce sont m et n.

Pour n, le canal oral de l'arrière-gorge ou cul-de-sac, est plus grand que pour m; pour m, la bouche est fermée par les lèvres; pour n, elle l'est par la langue appliquée au palais.

(C) Consonnes soutenues orales, exigeant, pour être prononcées, que certaines parties de la bouche se mettent en opposition les unes aux autres comme des espèces de valvules; ce sont f, c, s, r et l.

Pour f, les lèvres sont placées comme pour souffler. Le v n'est qu'une modification de f. Pour s, les dents sont rapprochées au contact, et la pointe de la langue touche celles de la rangée inférieure. Pour r, la langue vibre contre le palais. Pour l, la pointe de la langue s'applique immédiatement au palais, et l'air ne passe que des deux côtés entre elle et les joues.

2° *Consonnes muettes explosives*. Pour les former, on commence par une ouverture de bouche, et on les termine par leur fermeture. On ne peut prolonger ces consonnes à volonté; le bruit cesse dès que la bouche s'ouvre : ce sont les lettres b, d, et g. Pour b, la bouche est close par les lèvres et s'ouvre ensuite. Pour d, elle est close par la langue qui est appliquée contre la voûte palatine. Pour g, la langue est appliquée par la partie postérieure de son dos au palais.

3° *Consonnes explosives aspirées*, p, t, k. Elles ne sont que des modifications des trois lettres précédentes; par l'aspiration le b devient p, le d devient t et le g, k.

Enfin, il y a deux lettres qui exigent la consonnance de la voix et l'articulation des muscles buccaux et linguaux. Elles sont pour ainsi dire intermédiaires entre les voyelles et les consonnes; ce sont j et z.

Telle est l'analyse des recherches de Muller sur la parole. Quoique faite d'une autre manière que celle de M. Gerdy, on peut dire qu'elle est ingénieuse et d'une parfaite exactitude; aussi essaierons-nous, de même que pour celle de ce dernier, de profiter de quelques-uns des principes qu'il a établis, pour favoriser la prononciation de certaines lettres difficiles à prononcer pour les bègues.

Si maintenant nous voulons ajouter à cet exposé le résultat de nos propres observations, voici à quoi nous arriverons.

La parole est constituée par l'association de deux mouvements si rapprochés l'un de l'autre, qu'on les dirait instantanés. L'un est le son laryngien, et l'autre l'articulation des sons qui s'opère dans le canal qui s'étend de la partie supérieure de la glotte à l'ouverture de la bouche et du nez. Pour les voyelles, le son laryngien prédomine, bien que cependant une certaine articulation soit nécessaire; pour les consonnes c'est le contraire, peu de son laryngien, et prédominance de l'articulation. Si nous cherchons quel est l'emploi de l'air expiré pour la prononciation de chacune de ces deux classes de lettres, nous verrons qu'il est employé diversement, mais toujours avec beaucoup de ménagement.

Ainsi, pour les voyelles, on peut leur appliquer tout ce que nous avons dit pour la voix non articulée, c'est-à-dire que tout l'air expiré pendant leur prononciation, est employé en totalité à vibrer ou à faire vibrer les cordes vocales, de telle sorte qu'ensuite il s'épanouit en ondes sonores dans la bouche ou le nez, sans produire de souffle. Pour les consonnes, il y a bien aussi un son laryngien produit, mais ce son est plus faible, et toujours dû aux vibrations de l'air qui ne s'en épanouit pas moins en ondes sonores dans la bouche, et ces ondes sont, si je puis ainsi m'exprimer, tellement peu résistantes, qu'elles ne forment aucun obstacle au libre jeu des muscles du pharynx, de la bouche et de la langue. Or, c'est précisément ce jeu qui constitue l'articulation. Voilà pour certaines lettres. Pour d'autres, et nous les avons signalées tout-à-l'heure, il faut d'autres conditions : ainsi, pour la production des lettres qui exigent pour être prononcées que la bouche soit fermée par les lèvres ou par la langue, ces ondes sonores, sans manifestation extérieure du souffle expirateur, ont besoin d'être arrêtées, brisées en quelque sorte par un obstacle, pour rendre un son soit autre, soit plus sensible.

La parole étant composée de voyelles et de consonnes, les deux mécanismes se confondent, et on peut toujours dire : le son est produit dans le larynx, et les cavités buccale et nasale l'articulent par leurs changements de capacité, par les obstacles qu'elles opposent aux ondes sonores épanouies en quelque sorte dans la bouche. Ces ondes sonores n'étant, en général, accompagnées dans l'état normal d'aucun souffle expirateur, à moins toutefois que les lèvres ou la langue n'aient interrompu, pour un instant, la sortie de l'air par la cavité orale; mais ce petit souffle qui sort alors, est utile pour la lettre qu'il fait prononcer, encore est-il toujours peu sensible.

Voici ce que nous pouvons dire de plus précis, dans l'état actuel de la science, sur la voix et surtout sur la parole, en y ajoutant le petit nombre de remarques que nous avons pu faire et par lesquelles nous avons terminé. Elles étaient utiles pour faire comprendre les diverses explications présentées par les auteurs sur la cause présumée du bégaiement, et surtout celle que nous proposerons.

DE LA CAUSE DU BÉGAIEMENT.

L'étude de cette cause est destinée à faire connaître la nature de cette affection, et à conduire à un mode de traitement rationnel, et qui doit être suivi de succès; aussi depuis une vingtaine d'années, a-t-elle exercé la sagacité de plusieurs médecins qui ont dirigé leurs recherches vers ce but. Nous ne nous occuperons que des explications du bégaiement proposées dans ces derniers temps ; car, en général, celles qui l'ont été avant 1820 sont un peu trop hypothétiques pour que nous les discutions ici.

Une des premières explications qui aient été proposées relativement à la cause du bégaiement, est celle de Rullier (art. BÉGAIEMENT du Dict. de médecine en 21 volumes). La voici :

« D'autres, au sentiment desquels nous nous rangeons, dit-« il, font remonter plus haut la cause du bégaiement, et la « placent non dans les muscles vocaux, non dans les nerfs qui « les animent, mais bien dans le cerveau lui-même. Les rai-« sons qui appuient cette idée sont que, dans l'état physiolo-« gique ordinaire, les phénomènes de la voix et de la parole « sont dans un rapport constant avec les différents degrés « d'excitation cérébrale, et répondent toujours par leur pré-« cision et leur facilité à l'énergie des sentiments et à la clarté « des idées. On sait, à ce sujet, que le trop et le trop peu d'ex-« citation cérébrale ont sur notre langage une influence si « marquée, que nos paroles seules jaillissant comme d'une « source féconde, ou se traînant avec lenteur et difficulté, at-« testent tout ce qu'elles coûtent de travail à l'intelligence. Or « ce que nous avons dit précédemment de l'influence analogue « et si marquée des diverses affections de l'âme, excitantes ou « sédatives, du centre nerveux cérébral, comme la crainte, la « timidité, la confiance, la colère, l'impatience, etc., sur les « phénomènes du bégaiement, prouve que ceux-ci découlen « de la même source, et doivent se rapporter dès lors à quel-« ques modifications de l'action du cerveau. Mais, en quoi « consiste cette modification? Sans prétendre l'expliquer, « voici peut-être la conjecture que l'on peut hasarder. Chez « le bègue, l'irradiation cérébrale qui suit la pensée et devient « le principe propre a mettre en action les muscles nécessaires « à l'expression orale des idées, jaillit avec une telle impétuo-« sité, et se reproduit avec une si grande vitesse, qu'elle « passe la mesure de mobilité possible des agents de l'articu-« lation. Dès lors ceux-ci, comme suffoqués par cette accu-« mulation de la cause incitante ordinaire de leurs mouve-« ments, tombent dans l'état d'immobilité spasmodique et de

« secousses convulsives qui caractérisent le bégaiement, et « qui ont été déjà notés dans l'exposition des phénomènes « de cette affection. D'après cette conjecture, l'hésitation de « la langue ne serait alors qu'une débilité purement relative « des organes de l'articulation, résultant du défaut de rapports « établi entre l'exubérance des pensées, la vitesse concomi- « tante d'irradiation cérébrale qui leur correspond, et la vitesse « possible des mouvements successifs et variés, capable d'ex- « primer les idées par la parole. Nous ferons observer, du « reste, comme pouvant servir à étayer l'hypothèse que nous « présentons, que la plupart des bègues sont remarquables par « la vivacité de leur esprit et la pétulance de leur caractère ; « qu'ils bégaient beaucoup moins, lorsque leur état de tran- « quillité morale rend la succession de leurs pensées moins « impétueuse; qu'à mesure que l'âge avancé calme l'élan de « leur imagination et mûrit leur esprit, ils cessent de bégayer; « que le bégaiement diminue singulièrement ou même s'ar- « rête tout-à-fait, lorsque le bègue, dispensé de frais d'esprit, « fait un simple appel à sa mémoire, et que la fidélité de « celle-ci le sert dans un discours qu'il récite, une chanson « qu'il met sur un air ou des vers qu'il déclame; que les soins « continuels et particuliers que mettent les bègues à exercer « les agents de l'articulation diminuent le bégaiement, en « facilitant assez l'action de ces derniers pour mettre la vi- « tesse de celle-ci en équilibre avec celle de l'irradiation céré- « brale ; que, si les passions véhémentes et explosives qui « s'emparent des bègues font momentanément disparaître le « bégaiement, cela tient à ce que la secousse vive et inaccou- « tumée qu'en reçoivent tous les muscles, et par conséquent « ceux de la langue en particulier, les met alors en harmonie « d'action avec l'état des affections de l'âme; que les femmes « enfin, qui pensent vite, mais qui ont, en revanche, reçu de « la nature une prononciation si facile et si déliée, qu'elles « se montrent capables de la plus grande volubilité de pa-

« roles, ne bégaient, comme on sait; que fort rarement.»

Cette théorie et cette explication sont ingénieuses, mais rien que cela. La meilleure critique qu'on puisse en faire, est celle qui a été présentée par M. Magendie, dans l'article Bégaiement du Dictionnaire de médecine en 25 volumes. Je la rapporte textuellement, car elle est d'une logique irrécusable.

« De bonne foi, est-il possible d'entrer dans les conjectures « de l'auteur, qui semblent supposer que, chez les bègues, la « pensée est toujours rapide, et les mouvements musculaires « toujours trop lents. J'ai vu beaucoup de bègues, et j'en ai « rencontré quelques-uns où l'intelligence paraissait fort « active; j'en ai vu d'autres où le temps ne manquait pas aux « muscles de la parole pour exprimer les idées qui n'étaient « rien moins qu'abondantes et rapides.

« D'ailleurs, que dire des bègues qui ne bégaient que dans « les moments de calme? De ceux qui ne bégaient qu'en li- « sant? Que penser de ceux qui sont voisins de l'idiotisme? « Le tort est ici, comme dans une multitude d'autres circons- « tances, de chercher à expliquer ce qui est inexplicable. Le « bégaiement est évidemment une contraction des muscles de « la parole; or, puisque, en saine physiologie, on ne peut don- « ner aucune explication de cette contraction elle-même, « comment tenter d'expliquer ses nuances?

« Prétendre rendre raison du bégaiement, en disant que les « muscles de la parole sont faibles, c'est faire un cercle vi- « cieux. Comment sait-on que les muscles sont faibles? C'est « sans doute parce que le bégaiement existe; or, l'explication « arrive donc à dire qu'on bégaie parce qu'on bégaie! La plu- « part des prétendues explications médicales sont de ce genre. « On remplace un mot par quelques autres qui ont la même « signification, et on est convaincu qu'on a trouvé une expli- « cation.»

Pour achever d'exposer l'opinion de M. Magendie, qui regarde comme inutile de chercher la cause du bégaiement, je terminerai par cette citation.

« Cet instinct, ou si l'on veut, cette intelligence organique « presque aussi admirable que l'intelligence même, établit la « différence des hommes, sous le rapport de la précision et de « la régularité des mouvements. Cet instinct fait l'homme « adroit ou maladroit, celui qui danse en suivant ou en ne « suivant pas la mesure, celui qui chante juste ou chante « faux; il fait le grand artiste, le grand génie d'exécution. « C'est lui qui donne la grâce ou la disgrâce, la physionomie « ou le silence des traits; c'est lui qui préside aux innombra- « bles mouvements nécessaires à la voix et à la parole; c'est « donc cet instinct qui fait les bègues. On comprend main- « tenant combien il est inutile de chercher la cause du bé- « gaiement, et combien sont illusoires toutes les explications « qu'on veut en donner. »

Nous ne pouvons souscrire pour notre part à cette fin de non recevoir présentée par ce physiologiste, et nous nous permettrons de rechercher la cause du bégaiement.

M. Félix Voisin publia, la même année (1821) que celle où parut l'article de M. Rullier, un opuscule fort bien fait sur le bégaiement et les moyens de le traiter. Il résume ainsi lui-même son opinion sur la cause de cette affection :

« Quelle est la cause du bégaiement ? Les faits que j'ai « cités et qui causent tant d'étonnement aux observateurs « démontrent déjà que cette infirmité dépend de la réaction « irrégulière, imparfaite du cerveau sur le système muscu- « laire des organes de la prononciation. »

On peut appliquer à cette explication ce que M. Magendie a opposé à M. Rullier. Ce n'est point une explication, et ce n'est point dévoiler la cause du bégaiement : c'est dire qu'on bégaie parce qu'on bégaie, ou parce que les muscles de l'articulation ne fonctionnent pas régulièrement; or, comme toute contraction musculaire est sous l'influence cérébro-spinale, il est incontestable qu'on est en droit d'en chercher la cause dans des troubles de ce système. Mais je le repète, ceci n'est point une explication, c'est exprimer en d'autres termes qu'on bégaie.

L'une des explications qui ont été données du bégaiement et qui ont conduit à un mode particulier de traitement qui a eu un certain retentissement en Amérique et en France, est celle de Mme Leigh, introduite dans cette dernière contrée par M. Malbouche.

On s'imagine, et beaucoup de médecins sont dans ce cas, que cette méthode et la connaissance des résultats qui y ont conduit sont un secret. C'est une profonde erreur. M. Magendie, dans son excellent article du Dictionnaire de médecine en 15 volumes (t. 4, année 1830), a exposé tout ce qui lui a été communiqué par M. Malbouche sur sa méthode. Il prend soin de dire lui-même : « Chargé par l'Académie des sciences « de porter un jugement sur cette méthode curative de « concert avec mon savant collègue Duméril, nous avons dû « apporter toute l'attention possible pour pouvoir asseoir un « jugement solide. Nous avons eu une conférence avec « M. Malbouche, qui nous a confié, dans les détails les plus « circonstanciés, la méthode dite Américaine. » — Quatre pages plus haut M. Magendie avait dit, toujours en parlant de M. Malbouche : « Il a donc été à même d'en voir et d'en « étudier un grand nombre (de bègues), et de faire par con- « séquent des remarques dont il nous a permis de profiter, « ce que je fais d'autant plus volontiers qu'elles me semblent « de nature à éclairer quelques points du mécanisme de la « parole. »

Après de semblables déclarations, faites par un savant aussi distingué et placé aussi haut que M. Magendie, il est impossible de penser qu'il n'a pas dit franchement ce qu'il savait sur la méthode qui lui a été communiquée, et cela d'autant plus, que l'habitude du savant académicien, et c'est une habitude qu'on ne saurait trop recommander à beaucoup de personnes, en fait de science, est de ne jamais s'occuper de ce qui est secret. M. Malbouche lui-même a publié une brochure (1) pour faire connaître son explication du bégaiement et sa méthode curative, et tout ce qu'il annonce est exactement, à peu de choses près, ce que M. Magendie avait déjà fait connaître au public. Bien plus, nous voyons M. Malbouche se féliciter de pouvoir enfin livrer au public le résultat de ses laborieuses investigations (2). La méthode de M. Malbouche n'est donc pas secrète, et voici ce que nous extraierons de son opuscule.

L'idée première de Mme Leigh est la suivante.

---

(1) Précis sur les causes du bégaiement et sur les moyens de le guérir, par F. Malebouche, 1841.

(2) « Cette idée était fort simple; mais elle pouvait devenir féconde. « Mme Leigh qui l'avait trouvée après beaucoup de tentatives pour guérir le « bégaiement et après beaucoup d'observations insuffisantes, crut devoir la te- « nir secrète. Dès qu'elle me fut communiquée, je jugeai que le secret, toujours « fâcheux d'après les habitudes scientifiques qui règnent en Europe, était plus « nuisible qu'utile au succès; c'était réduire la découverte aux procédés d'une « recette empirique, et déclarer par avance que tout progrès, tout développe- « ment étaient impossibles. Mais la personne de qui je la tenais s'étant en- « gagée, sous des conditions très-onéreuses, à ne pas la divulguer, mon premier « soin *avant de la rendre publique dut être de faire cesser le traité par lequel « ces conditions avaient été imposées*. L'éloignement de Mme Leigh qui habitait « New-Yorck, et surtout de graves dissentiments qui s'étaient élevés entre elle « et le docteur Yates, son associé, qui prétendait aussi à l'honneur de la décou- « verte, retardèrent pendant quelque temps la solution de la difficulté. Enfin, « grâce à l'intervention de M. Cox Barnet, consul des États-Unis à Paris, et « au moyen d'une somme, j'obtins l'annulation du traité. On me pardonnera ces « détails, quand on saura que beaucoup de personnes ont cru, et croient peut- « être encore que le secret était mon propre fait. Le premier fait que je « revendique est la publication de la découverte. Elle fut publiée dans le « Dictionnaire de médecine et de chirurgie, par M. Magendie, qui voulut bien « en parler dans son excellent article BÉGAIEMENT, d'après un mémoire que « j'eus l'honneur de lui communiquer. »

« Les personnes qui parlent facilement ont la langue con-
« stamment appliquée à la voûte palatine ; les bègues, au con-
« traire, ont la langue constamment placée dans la partie in-
« férieure de la bouche. Les bègues ont deux mouvements à
« faire pour articuler ; l'un pour élever la langue afin de fer-
« mer l'issue par laquelle sort le son élémentaire, et l'autre
« pour opérer la modification de ce même son. En cela ils
« ressemblent à un flûtiste qui jouerait de son instrument
« sans prendre la précaution de fermer les trous avec ses
« doigts. Il arriverait à chaque instant que le mouvement mo-
« dificateur ne correspondrait pas avec l'émission de son élé-
« mentaire. De là avait été déduit un système d'exercice pour
« enseigner aux bègues à faire toujours manœuvrer leur
« langue dans le haut du palais. »

M. Malbouche a ajouté plusieurs explications à celle donnée par Mme Leigh, et il pense *avoir modifié profondément la théorie première*. Selon lui, « le bégaiement tient à l'imperfec-
« tion de mouvements fort délicats de la part de la langue,
« et dans la formation desquels le jeu des muscles génio-glosses
« n'entre ordinairement pour rien. » En lisant une pareille énonciation on est tenté de s'arrêter et de ne pas même discuter une semblable théorie. Comment ? nous allons voir tout à l'heure M. Malbouche attribuer le bégaiement à l'imperfection des mouvements de la langue en arrière, en avant ou bien en haut? et les muscles génio-glosses ne concourent à aucun de ces mouvements ? — Mais cependant continuons l'exposé de son opinion. Selon lui, il y a quatre genres bien distincts de bégaiement, qui tous reconnaissent une cause différente.

« Le premier tient à l'imperfection des mouvements d'arrière
« en avant ou plus simplement d'avant. Les lettres qui exigent
« ce mouvement sont toutes les sifflantes, s, c, x, z.

« Le 2e genre de bégaiement, et il faut le dire, le plus fréquent
« et le plus grave, est celui qui tient à l'imperfection des mou-
« vements d'avant en arrière, ou plus simplement d'arrière :

« les lettres qui exigent ce mouvement sont b, c, d, f, g, h, j,
« k, p, q, r, t, v. Celles de ces lettres qui avaient été appelées
« labiales, telles que b, p, f, v, exigent, il est vrai, un mou-
« vement d'arrière moins prononcé.

« Le 3e genre de bégaiement est celui qui se rapporte à l'im-
« perfection des mouvements de bas en haut, ou plus simple-
« ment de haut : les lettres qui exigent un mouvement de ce
« genre sont l, m, n, r.

« Il forme un 4e genre de la difficulté qu'éprouvent cer-
« tains bègues à prononcer les lettres p, t.

Telle est la théorie, ou du moins la cause du bégaiement, selon M. F. Malbouche. *A priori*, elle est présentée logiquement, c'est-à-dire qu'elle semble expliquer toutes les diverses espèces de bégaiement, et conduire à des moyens thérapeutiques rationnels. Mais en l'examinant avec attention, on ne tarde pas à reconnaître qu'elle est tellement peu en rapport avec les connaissances physiologiques que nous possédons sur la voix et la parole, et que les développements dans lesquels est entré M. F. Malbouche dans son opuscule, sont tellement peu rationnels et peu scientifiques, qu'elle ne souffre pas même la discussion, et qu'elle doit être immédiatement rejetée. Cependant, comme en définitive elle semble adoptée par un assez grand nombre de personnes, voici quelques-unes des objections que je choisirai parmi tout ce qu'on pourrait lui opposer.

L'observation attentive de la parole à l'état normal, et du bégaiement, montre que tout ce que prétend M. Malbouche est totalement inexact.—Les mouvements de la langue ne sont pas les seuls nécessaires pour sa production, et le rôle joué par les parois buccales n'est pas moins important que celui de cet organe. Or il n'en parle nulle part. La classification de M. Malbouche de trois mouvements possibles de la langue n'est point juste ; ces mouvements ne sont ni aussi simples ni aussi bornés, il y a des mouvements latéraux, de rotation et bien d'autres qui ne sont pas moins utiles pour la parole, et qui ne sont pas moins gênés dans le bégaiement que ceux appelés par lui mouvements d'avant, d'arrière, de haut.

L'analyse de la prononciation des lettres, que j'ai donnée d'après les physiologistes modernes, et en particulier d'après MM. Gerdy et Muller, infirme complétement la classification donnée par M. Malbouche, en 1° lettres qui exigent un mouvement d'arrière, 2° lettres qui exigent un mouvement d'avant, et 3° lettres qui exigent un mouvement de haut. Il est trop facile de s'en assurer en établissant la comparaison des deux classifications, pour qu'il soit même utile de discuter la question. Dirai-je encore, bien qu'il prétende le contraire, qu'avec sa théorie on ne peut expliquer les différences si nombreuses que présente le bégaiement chez une même personne Pourquoi tel individu bégaie-t-il dans un instant, et point dans un autre? Comment se rendre compte de tout cela avec l'imperfection de tels ou tels mouvements de la langue? comment peut-on comprendre qu'à un instant, les mouvements soient imparfaits, tandis que quelques moments après ils s'exécuteront normalement?

Je ne veux point pousser plus loin cette discussion; je la terminerai en disant : L'explication du bégaiement donnée par M. Malbouche est basée sur une observation erronée, ou tout au moins incomplète et exceptionnelle, elle n'est point physiologique, enfin elle ne mérite sous aucun rapport la réputation dont elle a joui.

M. Colombat, dans un ouvrage qu'il a publié sur le bégaiement, a présenté l'explication suivante de cette affection.

« Le bégaiement est une modification particulière des con-
« tractions des muscles de l'appareil vocal. C'est une affection
« essentiellement nerveuse, qui est le résultat d'un manque
« d'harmonie entre l'innervation et la myotilité, ou pour par-
« ler plus clairement, entre l'influence nerveuse qui suit la
« pensée, et les mouvements musculaires au moyen desquels

« on peut l'exprimer par la parole. De ce manque de rapport « et d'harmonie d'action, qui doit exister pour que les mou- « vements soient réguliers, entre l'excitation nerveuse et les « mouvements musculaires, résulte un désordre qui aug- « mente avec les efforts que l'on fait pour le faire cesser, et « donne naissance à cette sorte d'état tétanique et convulsif, « qui constitue le bégaiement; mais si, par une idée accessoire « ou par un rhythme quelconque, on régularise ou on modifie « l'excitation et l'irradiation cérébrale, ou si, plaçant les organes « de la parole dans des conditions plus favorables, on leur im- « prime de nouveaux mouvements plus lents et plus réguliers, « en leur faisant prendre une position tout-à-fait inverse de « celle qu'ils occupent pendant le bégaiement, alors l'harmo- « nie entre l'innervation et la contractilité se rétablit; l'or- « dre renaît, le spasme cesse et l'hésitation disparaît.

Examinons rapidement la valeur de cette théorie. Cette cause présumée, ce manque d'harmonie entre l'innervation et la myotilité n'explique absolument rien, et mérite le même reproche que la théorie émise par M. Rullier, M. Voisin, et plus récemment par M. Bell, qui regarde le bégaiement comme dépendant d'un défaut de la puissance de coordination des diverses actions des organes vocaux, et de ceux de l'articulation en particulier. Toutes ces théories se ressemblent en ce qu'elles expriment seulement qu'on bégaye parce que la phonation et l'articulation ne sont pas normales. Les admettre, c'est simplement développer le mot de bégaiement, et le remplacer par d'autres expressions moins claires. Cette dernière théorie, dont nous nous occupons, place, comme celles de MM. Rullier, Voisin, Bell, le point de départ du bégaiement dans le système nerveux : cela n'est point nouveau, et il est arrivé ici ce qui arrive aux maladies dans lesquelles on ne trouve ni vices d'organisation, ni lésions anatomiques. On en place le siége, par exclusion, dans le système nerveux, et on a ainsi reculé la difficulté et avoué son ignorance sur sa nature. De plus, je trouve dans cette théorie quelque chose de singulier et que je ne saurais admettre : c'est que les efforts que l'on fait pour faire cesser la difficulté de la parole ne font au contraire que l'augmenter. Quant à la dernière partie, elle n'est ni claire ni une déduction logique de ce qui a été établi au commencement. Il est incontestable qu'on guérit le bégaiement, comme toute autre affection du reste, en faisant cesser la cause qui l'entretient et le jeu anormal des muscles qui en est la conséquence ; mais quelle est cette cause, quel est ce jeu anormal, c'est précisément ce qui n'est point dit, et qui est probablement caché sous ces expressions, *maladie nerveuse, manque d'harmonie entre l'innervation et la myotilité des muscles de l'articulation.* Il m'est donc permis de conclure que cette explication n'est, comme celles que j'ai rappelées, qu'une hypothèse qui n'est qu'un développement du mot bégaiement, n'exprime rien, et n'a point de déduction logique ; c'est-à-dire qu'elle ne conduit pas à une explication naturelle du mécanisme du bégaiement, et à une méthode rationnelle pour le faire disparaître ; en un mot, qu'elle ne saurait être admise.

Muller, dans sa Physiologie a proposé une autre théorie, ou si l'on veut une explication du bégaiement qui est la suivante.

« Je partage complétement l'opinion d'Arnolt, et de Schelters, quand ils assignent pour cause prochaine au bégaiement, une affection spasmodique de la glotte. Cette affection est une occlusion momentanée de la glotte, soit par le rapprochement des cartilages arythénoïdes, qui s'appliquent l'un contre l'autre, soit par la pression qu'exercent les muscles thyro-arythénoïdiens, qui peuvent accoler les cordes vocales l'une à l'autre. Il faut tenir pour certain que cette affection momentanée est une association pathologique de la voix à certains mouvements de la bouche, et en particulier de la langue, et qu'elle en dépend entièrement.

« Les parties de la bouche sont placées comme elles doi-
« vent l'être pour former le *b* ; les lèvres peuvent aussi s'ou-
« vrir comme l'exige l'explosion de cette lettre, mais il man-
« que le courant d'air venant de la glotte.

L'opinion de Muller et d'Arnolt ne saurait être admise. Le spasme de la glotte est un accident qui se montre idiopathiquement ou symptomatiquement, et qui a des caractères particuliers, bien tranchés et sans aucun rapport avec le bégaiement. Cette affection, du reste, ne consiste en aucune manière dans une altération de la voix, qui est produite comme elle doit l'être normalement, mais dans son articulation, quel qu'en soit le point de départ; il arrive quelquefois, il est vrai, que le son vient à être supprimé, mais c'est une des conséquences d'un bégaiement extrêmement fort et non sa cause. Quant à l'association pathologique qui est invoquée ici entre la voix et la parole, c'est une hypothèse qui n'a aucun fondement réel, puisque toujours la parole n'est que la voix articulée ; il y a donc toujours association physiologique dans le bégaiement; la voix est conservée intacte, mais son articulation seule est modifiée par une cause dont je démontrerai plus loin l'existence.

M. Deleau (Académie des sciences, 1828), admet trois formes de bégaiement : la première espèce doit être attribuée, selon lui, à un vice de prononciation contracté dès l'enfance ; la deuxième est produite par une lésion organique, c'est celle qu'on observe chez les apoplectiques, les paralytiques, etc., etc. Tout ceci n'est pas donner une théorie du bégaiement. Quant à sa troisième espèce, elle contient la plus grande partie des cas de bégaiements, dont il donne l'explication suivante. La cause prochaine peut en être placée, suivant lui, dans une volonté peu ferme, une action cérébrale incomplète, ou bien dans un influx nerveux insuffisant pour diriger convenablement les organes qui servent à la production de la parole. Cette opinion est précisément l'inverse de celle présentée par M. Rullier, ce n'est comme elle qu'une hypothèse: comment du reste pourrait-il en être autrement, lorsqu'on voit deux auteurs émettre sur la cause prochaine de la même maladie les deux opinions précisément opposées.

M. Serres d'Alais voit dans le bégaiement une affection nerveuse, et dans celle-ci deux modes bien tranchés : le premier semble consister dans une chorée des muscles modificateurs des sons ; le deuxième est une raideur tétanique des muscles de la voix et de la respiration. Par le premier mode, la volonté perd son influence sur les mouvements rapides des lèvres et de la langue; par le deuxième, la respiration manque. M. Serres d'Alais a évidemment pris un des caractères, ou plutôt une des conséquences du bégaiement pour sa cause première ; c'est ce que nous démontrerons plus loin.

Beaucoup de médecins ont placé la cause du bégaiement dans des vices de conformation de la langue, des lèvres, ou de la bouche, et on trouve fréquemment cette opinion reproduite dans les auteurs même anciens.

Il y a une douzaine d'années, M. Hervez de Chegoin reprit cette idée et la développa. Voici quelle fut l'opinion qu'il exprima dans le mémoire qu'il a publié à ce sujet. Il considère le bégaiement comme dû à un défaut de proportion entre la longueur de la langue et la distance qui la sépare des parois buccales: ces dernières peuvent avoir diverses configurations, et cependant ne pas déterminer le bégaiement, pourvu que la langue atteigne les points où son contact avec les parois buccales est nécessaire pour former des syllabes. La langue au contraire la plus semblable à une langue normale pourra produire le bégaiement, s'il lui manque seulement en dimension une ligne ou deux de ce qu'il lui faut pour atteindre sans effort les parois buccales ; ou bien s'il existe quelque obstacle à des changements de forme et de position aussi rapides qu'elle doit les exécuter pour son mode d'action normal.

Cette cause est tout-à-fait hypothétique : il est tout-à-fait inexact de dire que la langue des bègues est plus courte qu'elle ne doit être. Cela n'est pas. Je discuterai du reste tout-à-l'heure cette question, en répondant aux opinions émises dans ces derniers temps par les myotomistes pour justifier leurs sections musculaires.

En 1841, le bruit se répandit à Paris que M. Dieffembach guérissait le bégaiement par le moyen de la section de quelques-uns des muscles de la langue. Aussitôt plusieurs médecins se mirent à couper les muscles génio-glosses, en prétendant que le bégaiement était dû à ce que la langue était trop courte. C'était reproduire, sans le nommer, l'opinion émise par M. Hervez de Chégoin, et que j'ai exposée plus haut. Les chirurgiens qui s'occupèrent de cette question, et émirent leurs opinions sur la cause du bégaiement, furent nombreux : parmi eux M. Amussat, dans plusieurs présentations à l'Institut ou à l'Académie de Médecine, avança ce qui suit: L'examen de la langue des personnes affectées de bégaiement prouve que l'un des principaux obstacles à la liberté de la prononciation consiste le plus ordinairement dans l'état anormal de la langue, cet organe étant trop court, ou dévié principalement par la contraction des muscles génio-glosses. Leur section expliquerait alors l'amélioration, et souvent la guérison qu'on a obtenue et que l'on obtiendra par cette opération, lorsqu'on la pratiquera convenablement, après avoir fait des essais sur le cadavre et sur les animaux vivants. (Séance de l'Académie de Médecine du 22 février 1841, et de l'Académie des Sciences du 21 février).

Voilà l'opinion qui a été admise par la plupart des myotomistes, et qui a conduit aux opérations les plus déplorables qu'on ait pratiquées. Enumérer le nom des chirurgiens qui l'ont admise pendant un certain temps serait trop long, ce serait nommer tous les myotomistes. Cette opinion est elle fondée? à mon avis elle repose sur une base complétement fausse. Le fait de la brièveté de la langue n'est point exact, il suffit d'examiner la plupart des bègues, pour constater avec la plus grande facilité qu'il n'en est rien, et que la plupart du temps, 19 fois sur 20 peut-être, cet organe a sa longueur, son volume, et sa mobilité normales.

Pour admettre le contraire, il a fallu que la plupart des chirurgiens se fissent une illusion singulière : Voici un fait dont j'ai été témoin avec plusieurs de mes collègues : un chirurgien de Paris avait convoqué chez lui plusieurs bègues, pour les examiner et les opérer en présence de plusieurs médecins ; je me trouvais parmi eux. La première chose à faire, était de constater le fait de la brièveté trop grande de la langue. Le premier bègue tira sa langue qui avait une bonne longueur, une grosseur normale, et une grande mobilité. L'étiologie invoquée était déjà en défaut ; mais par hasard cette première langue tirée était un peu inclinée latéralement (je ne me rappelle pas si c'était à gauche ou à droite), et cela par un pur effet du hasard ; car il est rare que lorsqu'on dit à quelqu'un de tirer sa langue, il la tire parfaitement droite.

Aussitôt on prononça le mot, vice de conformation, inclinaison latérale, par suite de la contraction spasmodique d'un des génio-glosses, et le malheureux fut opéré. Il est inutile de dire que cette inclinaison était toute momentanée et toute accidentelle, et que je constatai quelques instants avant l'opération que la langue était dans un état tout-à-fait normal. Il en fut à peu près de même des autres bègues qu'on avait fait venir pour cette séance. Ce même jour, on me fit tirer la langue, qui est très-bien conformée et qui a une longueur et une mobilité tout-à-fait normales ; par malheur je ne la tirai pas parfaitement droite, et elle fut également accusée de vice de conformation ; mais je savais à quoi m'en tenir à cet égard, et je me gardai bien d'avoir même la velléité de me faire opérer. Eh bien, je suis convaincu que ce chirurgien, alors enthousiasmé de la section des muscles génio-glosses, était tout-à-fait de bonne foi et se faisait illusion, quant aux vices de conformation de la langue.

J'ai suivi un grand nombre des opérations qui ont été faites de la section des génio-glosses; j'ai, de plus, examiné la langue d'un grand nombre de bègues, et je suis tout-à-fait convaincu que, sauf un ou deux cas peut-être, il n'existait de vice de conformation de cet organe, ni sous le rapport de sa longueur, ni sous celui de son volume.

Il était curieux de rechercher comment on en était venu à assigner cette cause au bégaiement. Voici ce qui était arrivé : lorsqu'on répandit dans le monde médical le bruit de l'opération de Dieffenbach, alors non connue, et qui, disait-on, était constituée par la section de quelques-unes des parties existant à la base de la langue; on fit le raisonnement suivant : A la base de cet organe on ne peut couper que des muscles ; ces muscles ne sont que les génio-glosses; or, pourquoi coupe-t-on les génio-glosses? parce qu'ils sont ou trop courts, ou contracturés; c'est pour les allonger ou faire cesser le spasme; donc telle est la cause du bégaiement. Ce raisonnement était tout-à-fait vicieux, et la lettre adressée par M. Dieffenbach à l'Académie des sciences, dans la séance du 8 mars 1841, fit voir qu'on lui avait prêté des suppositions qu'il n'avait point faites. Voici du reste son opinion sur la cause du bégaiement, telle qu'il la donne dans cette lettre.

« Cette pensée de guérir le bégaiement par la section des « muscles de la langue, se présenta pour la première fois à « mon esprit, en entendant une personne qui louchait me « prier, en bégayant, de l'opérer. Elle était affectée d'un stra- « bisme spasmodique des deux yeux (strabismus concomitans « cum nystagmo). Dès lors, en y faisant plus attention, je re- « marquai que plusieurs louches avaient en même temps un « vice de prononciation ; ils louchaient presque toujours cer- « tains jours d'une manière convulsive plus que d'autres, ce

« qui avait aussi lieu pour le bégaiement. La difficulté mo-
« mentanée ou même l'impossibilité complète de prononcer « certaines consonnes, syllabes ou mots variait, ainsi que leur « maladresse dans l'emploi mécanique qu'ils faisaient de leur « langue dans certaines circonstances. Comme je pensais que « le dérangement dans le mécanisme du langage, qui produit « le bégaiement, avait une cause dynamique, et que je le re- « gardais comme un état spasmodique des voies aériennes qui « résidait surtout dans la glotte, et qui se communiquait à « la langue, aux muscles du visage et même du cou, je devais « aussi croire qu'en interrompant l'innervation dans les or- « ganes musculaires qui participaient à cet état anormal, je « parviendrais, par là, à le modifier ou à le faire cesser com- « plétement. Ce qui était arrivé lorsque je fis la section des « muscles dans le nystagme de l'œil, et lorsque j'eus re- « cours à la même méthode dans le strabisme spasmodique et « dans les crampes des muscles du visage, me confirma dans « cette idée.

« C'est pour cette raison que la section transversale de toute « la musculature de la langue me parut une entreprise « digne de tenter, et de la réussite de laquelle j'étais in- « timement convaincu comme de l'efficacité de la section « transversale des muscles, dans un grand nombre de maux « spasmodiques.»

Tout médecin qui voudra bien réfléchir un instant sur le passage que je viens de transcrire, ne tardera pas à reconnaître tout ce qu'une telle opinion a d'hypothétique et d'erroné.

D'abord, le fait qu'il énonce, savoir, que beaucoup de louches bégaient, est tout-à-fait inexact; à moins qu'à Berlin, les choses ne se passent autrement qu'en France. Nous voyons beaucoup de personnes louches qui s'expriment avec beaucoup de facilité, et d'autre part des bègues dont les yeux sont dans un état tout-à-fait normal.

Il y a peut-être, chez quelques individus bien malheureusement nés, réunion du bégaiement et du strabisme; mais c'est un fait rare, exceptionnel et tout accidentel. Quant à admettre que le bégaiement est une affection spasmodique de la glotte, c'est l'opinion d'Arnolt et de Muller que j'ai démontré ne pouvoir être soutenue; seulement, au lieu de l'association pathologique de certains sons et de la parole admise par ces derniers, Dieffenbach suppose que cette affection spasmodique se propage aux muscles de la langue, du visage et même du cou. C'est encore plus hypothétique, et rien ne justifie cette opinion. Puisque l'affection spasmodique réside surtout, suivant lui, dans la glotte, comment se fait-il qu'il guérisse le bégaiement en coupant la musculature de la langue, qui n'est viciée dans son mode d'action que secondairement ou consécutivement?

Enfin, M. Dieffenbach parle d'interrompre l'innervation des muscles par la section transversale ; mais si elle est interrompue, il y a paralysie, et non pas simple modification, comme il aurait au moins dû dire. On le voit, les idées de M. Dieffenbach ne peuvent pas plus supporter l'examen que celles de la plupart des myotomistes français, parce qu'elles sont venues après coup et pour expliquer l'opération qu'il avait imaginée. C'est ainsi qu'en étendant outre mesure, et à des cas qui ne doivent pas rentrer dans une telle classe, une bonne idée et une bonne opération, celle de la section transversale de quelques muscles contracturés, on parvient à jeter de la défaveur sur des faits réels, par l'insuccès qui attend des opérations excentriques, telles que la section des génio-glosses, et le blâme qu'on ne tarde pas à déverser sur elle.

M. Bonnet de Lyon qui, lui aussi, croit avoir guéri plusieurs bègues par un procédé particulier de section des génio-glosses (section sous-cutanée), a publié un mémoire fort étendu sur ce sujet, dans les numéros des 4 et 11 décembre 1841. Voici le résumé de ses opinions sur la cause première du bégaiement.

« Les phénomènes élémentaires du bégaiement sont « d'abord :

« 1º La maladie nerveuse qui en a été la cause première;

« 2º Les troubles fonctionnels des organes de la parole. « (p. 771).

Il étudie ces derniers, et voici à quelles conclusions il arrive :

« Ainsi donc, en éliminant comme je l'ai fait les lésions du « système nerveux, et les mouvements spasmodiques des « lèvres et des joues, les phénomènes élémentaires des vices « de la parole que l'on confond sous le nom de bégaiement « sont :

« 1º La tendance de la langue à se porter en avant et en « bas, ou en d'autres termes la difficulté qu'elle éprouve à se « porter en arrière et en haut.

« 2º Les obstacles qui arrêtent l'expiration de l'air avant et « au milieu des mots;

« 3º Les inspirations que font intempestivement les ma- « lades pendant qu'ils parlent.

« Ces divers phénomènes pouvant exister indépendamment « les uns des autres, ils peuvent coexister ensemble ; mais « les rapports qu'ils ont entre eux me paraissent être simple- « ment des rapports de coexistence, mais jamais de causalité. « J'ai vu la difficulté dans l'expiration coincider avec la dif- « ficulté dans les mouvements de la langue, cette dernière « avec les inspirations intempestives ; quelquefois ces trois « ordres de phénomènes coexistent les uns avec les autres, « mais je n'ai pas vu que l'un d'eux entraînât nécessairement « les autres. En admettant qu'ils peuvent aussi avoir une « existence indépendante, je les considère comme les phéno- « mènes essentiels du bégaiement qu'ils produisent, soit lors- « qu'ils sont isolés, soit lorsqu'ils s'associent les uns aux autres « de diverses manières. »

M. Bonnet, comme du reste la plupart de ceux qui se sont

occupés du bégaiement, a négligé de faire l'historique du sujet dont il s'occupait. Aussi ne s'est-il pas aperçu que la première cause (ou la première espèce de bégaiement) qu'il donnait était précisément celle indiquée par M. Malbouche; aussi n'y reviendrai-je pas ici, car j'ai exposé plus haut les raisons qui m'engageaient à ne pas l'adopter.

La deuxième cause du bégaiement (2e espèce) est constituée, suivant lui, par les obstacles qui arrêtent l'expiration de l'air avant ou au milieu des mots. Ceci est tout-à-fait le contraire de ce qui a lieu; je démontrerai plus bas qu'il y a plus d'air expiré qu'il ne le faut, et que s'il n'y a plus expiration, c'est qu'il n'y a plus assez d'air dans la poitrine pour qu'une certaine quantité soit expulsée par cet acte physiologique.

Quant à la troisième cause qui, selon lui encore, consisterait dans les inspirations que font intempestivement les malades pendant qu'ils parlent, ce n'est pas une cause du bégaiement, mais une conséquence. Les bègues font des inspirations parce qu'il n'y a plus assez d'air dans la poitrine pour l'oxygénation de l'air et pour la voix articulée ou la parole.

On voit que, pour toutes ces raisons, la théorie de M. Bonnet ne saurait être admise; aussi nous dispenserons-nous d'y insister davantage.

Voici enfin, pour terminer ce qui est relatif aux vices organiques considérés comme causes du bégaiement, une dernière opinion, émise par MM. Yearsley et Braid, qui proposent la section des amygdales pour guérir le bégaiement.

« Leur point de départ est que l'expiration se trouve gênée « chez les bègues, soit par le rapprochement des tonsilles, « soit par une étroitesse congéniale de l'arrière-bouche, ce « que semblent prouver les mouvements d'expiration auxquels « ils se livrent, mouvements dont la violence détermine quel- « quefois un état convulsif général. Une autre remarque in- « téressante sous plusieurs rapports, c'est qu'il existe beaucoup « de sujets chez lesquels la tuméfaction des amygdales entre- « tient à la fois la surdité et le bégaiement, et qui ont été

« délivrés par l'opération de l'une et de l'autre incommodité.

Le point de départ de MM. Yearsley et Braid est tout-à-fait erroné. La tuméfaction chronique des amygdales est une maladie bien fréquente, et jamais on ne la voit déterminer le bégaiement. D'un autre côté, on n'a qu'à observer quelques bègues pour constater avec la plus grande facilité que la tuméfaction des amygdales et l'étroitesse de l'arrière-bouche chez eux sont tout-à-fait imaginaires.

Il en est de même de cette difficulté de l'expiration qu'ils invoquent; l'expiration est plutôt trop rapide ou trop facile, loin d'être arrêtée, comme le pensent ces deux médecins.

Voici à peu près les principales opinions qui ont été émises sur les vices organiques de la bouche ou de la langue considérés comme causes du bégaiement. Nous avons adressé nos objections à chaque théorie à mesure que nous l'avons exposée, nous pourrions donc nous dispenser d'y revenir. Cependant nous croyons devoir formuler notre opinion générale à cet égard.

Je ne pense pas que l'on puisse invoquer comme causes du bégaiement les vices organiques de la langue ou quelques-unes des parties contenues dans la bouche. Ils sont extrêmement rares, et quand ils existent, tout-à-fait exceptionnels. La plupart des théories qui ont été imaginées à ce sujet l'ont été après coup, et uniquement pour expliquer telle ou telle section musculaire, et elles sont tombées comme les opérations qui y avaient donné naissance. Lorsqu'il existe un vice organique, il en résulte une difficulté de la parole qui a des caractères particuliers et n'est pas un véritable bégaiement.

Il ne nous reste plus maintenant qu'à donner l'explication du bégaiement que nous jugeons la plus rationnelle, c'est celle imaginée par M. Jourdant. Nous allons essayer de la faire comprendre.

J'ai démontré plus haut, en m'occupant de la physiologie

de la voix et de la parole, le rôle très-important joué par l'air dans leur formation. En voici le résumé :

La respiration normale se compose d'un 1er temps, l'inspiration; d'un 2me, caractérisé par un petit repos ; d'un 3me, constituant l'expiration. On peut constater l'existence de ces trois temps en examinant avec attention une personne qui dort : pendant l'inspiration il y a un courant d'air pénétrant dans les poumons, pendant l'expiration le courant a lieu dans le sens contraire, et il sort une quantité d'air à peu près égale à celle qui était entrée, tout cela quelle que soit la quantité d'air contenue dans les poumons en raison de la capacité des bronches.

Pour la production de la voix et de la parole, l'inspiration a lieu comme dans l'état normal; mais il n'en est pas de même de l'expiration, elle semble disparaître complétement et être remplacée par la parole. Cet air, au lieu d'être expiré simplement, sort beaucoup plus lentement, et il est presque tout employé à entrer lui-même en vibration en heurtant contre les cordes vocales, ou à les faire vibrer elles-mêmes : dans ce dernier cas, cet air n'entre pas moins aussi en vibration ; mais le mouvement lui est alors communiqué par les cordes vocales. Quoi qu'il en soit, dans ces deux cas, il n'y a plus de courant d'air, mais des ondes sonores qui s'épanouissent en quelque sorte dans les cavités buccale et nasale , et ne sont pas appréciables pour les personnes qui examinent celui ou celle qui parle. Ces ondes sonores trouvant ces cavités configurées d'une manière particulière pour chaque lettre, et cela par suite des contractions spéciales des muscles de l'articulation, sont modifiées alors par chacune de ces configurations particulières, et ce sont précisément ces modifications qui constituent l'articulation. Quelles sont ces modifications diverses au milieu desquelles les ondes sonores trouvent tantôt un cours large et une sortie facile, tantôt un obstacle déterminé par l'ascension de la langue contre les arcades dentaires ou par le rapprochement des lèvres, obstacle contre lequel elles viennent se briser, etc., etc. ? Je ne les examinerai pas ici, car j'ai fait cette étude en m'occupant de la physiologie de la parole et en particulier de la prononciation de chaque lettre ; je rappellerai toutefois que l'articulation n'est bonne que lorsqu'il n'existe aucun obstacle au libre jeu des muscles de la langue, des lèvres, etc., et c'est précisément ce qui a lieu lorsqu'il n'y a pas de courant d'air expiré simplement qui vienne troubler d'un côté la régularité des ondes sonores, et d'un autre côté s'opposer à la libre et facile contraction de ces muscles.

Cette dernière considération nous conduit à présenter la cause du bégaiement.

Le bégaiement est dû à ce que, dans la formation de la parole, il vient se mêler à cette dernière de l'air expiré en pure perte. Les parois thoraciques s'affaissent trop tôt pour expulser l'excès d'air qui vient d'être introduit par l'inspiration, et qui maintient la poitrine dilatée. Cet affaissement détermine la sortie d'une plus grande quantité d'air qu'il n'en faut pour la parole, et il en résulte un courant d'air expiré, sensible, qui, arrivant dans la cavité buccale, en même temps que la langue, les lèvres et les parois buccales se contractent pour articuler, s'oppose à leur libre jeu, et détermine une difficulté dans la parole qui constitue le bégaiement.

Comment et pourquoi ce courant d'air expiré trouble-t-il la parole qui est produite en même temps que lui ? Deux raisons peuvent l'expliquer : d'abord il dérange les ondes sonores qui résultent de la formation de la voix, et vont être modifiées par la configuration particulière que doit prendre la cavité buccale pour chaque lettre. Supposez que pour les lettres b, c, par exemple, il faille dans l'état normal un certain nombre d'ondes sonores qui arrivent dans la cavité buccale avec une longueur, une intensité et une durée certaines. Il n'y a pas le moindre doute qu'elles n'aient exactement les mêmes qualités, toutes les fois que cette même personne prononcera b, c. Faites arriver maintenant un courant d'air au milieu de ces ondes sonores, il trouvera l'air en vibration (car les ondes sonores sont constituées par une série de mouvements de condensation et de dilatation alternatives des couches d'air); et tout sera changé, car on ne peut supposer que les choses se passent comme auparavant, et que le courant d'air intempestif, mêlé aux ondes sonores, ne modifie pas d'une manière quelconque la parole.

Voici maintenant la deuxième cause de perturbation que ce courant d'air expiré apportera dans cet acte. Pour prendre dans l'état normal une configuration particulière pour une lettre (supposons le c, par exemple), les muscles de l'articulation ne sont pas gênés dans leur jeu, et ils ne trouvent dans la cavité buccale qu'un certain nombre de vibrations avec des qualités données, conditions qui se reproduisent toujours pour la même lettre; elles constituent un obstacle physiologique, et ce sont précisément ces ondes sonores, ou si l'on veut, l'action de ces muscles contre l'air en vibration, qui produit la parole; mais augmentez cet obstacle, et c'est ce que produit le courant d'air expiré intempestivement, tout est dérangé, les muscles de l'articulation ne se contractent plus aussi facilement, ils sont gênés dans leur jeu, et de cette gêne résulte un obstacle de plus à la liberté de la parole. N'avons-nous pas vu que pour la prononciation de certaines lettres, il y a un mouvement préliminaire par lequel l'air est renfermé dans la cavité buccale qui s'ouvre ensuite pour le laisser échapper, ce qui détermine l'émission du son; eh bien, augmentez la quantité d'air contenue dans la bouche, pendant ce mouvement préliminaire, et c'est ce que doit faire infailliblement le courant d'air expiré intempestivement, la parole ne sera plus nette, car l'air en trop grande quantité s'échappera trop tôt, et les lettres seront prononcées d'une manière vicieuse, ou même ne le seront plus. On comprend facilement qu'il doive en être ainsi, en raison de l'imperfection du mouvement buccal qui fait prononcer la lettre. Tout ce que je viens d'exposer est uniquement basé sur les lois de l'acoustique et l'examen de ce qui se passe dans les instruments à vent ; aussi ne puis-je penser qu'on doive lui adresser des objections sérieuses. Je reviendrai du reste sur ce sujet, en expliquant les diverses espèces de bégaiement.

On voit par ce que j'ai dit, que je place la cause première du bégaiement et son point de départ dans la perturbation du jeu des muscles thoraciques. Mais il n'en faut pas moins prendre en très-sérieuse considération celui des muscles de l'articulation, car c'est sur eux que porte l'action de cette cause première, ce sont eux qu'elle trouble, et c'est ce trouble qui extérieurement paraît constituer toute la maladie. Voici du reste une preuve de plus que je puis ajouter à ce que j'ai dit. L'articulation de la voix ou la parole est entièrement sous l'influence de la volonté ; donc s'ils avaient en eux-mêmes la cause de leur perturbation, le bégaiement pourrait toujours être sous l'influence de la volonté et toujours guérir par sa seule influence; or cela n'est pas. Les muscles thoraciques de l'inspiration et de l'expiration, au contraire, sont mis en jeu par suite d'une espèce d'instinct qui fait qu'on respire sans y penser; mais quand la volonté veut les diriger, elle le peut. Or, le bégaiement est une maladie que la volonté seule est très-loin de pouvoir toujours empêcher, mais qu'elle peut quelquefois maîtriser. On s'explique très-bien qu'il puisse en être ainsi en en plaçant la cause première dans les muscles thoraciques, et on peut alors comprendre l'influence si variable de la volonté sur cette malheureuse affection.

Concluons de tout ceci que la cause première du bégaiement est plutôt dans le trouble du jeu des muscles thoraciques, que dans celui des muscles de l'articulation, qui sont toujours, il est vrai, affectés consécutivement ; il consiste donc, comme je viens de le dire, dans la sortie d'air expiré simplement pendant que l'on parle. Cette cause qui est réelle et qui ne pourra être mise en doute par le médecin qui aura examiné un bègue avec quelque attention, explique tous les phénomènes du bégaiement. Par l'intensité du courant d'air expiré et par sa rapidité, on se rend compte de la difficulté plus ou moins grande de la parole, selon que les muscles de l'articulation sont plus ou moins gênés par cette sortie anormale des pertes d'air qui ont lieu chez les bègues quand ils parlent, et qui, signalées déjà par plusieurs auteurs, et en particulier par M. Magendie, étaient considérées jusqu'alors comme les conséquences du bégaiement et non comme sa cause. On explique aussi par cette cause, les inspirations fréquentes que font les bègues, qui ont besoin de remplacer tout l'air qu'ils ont perdu par ces expirations anormales. Il en est de même du sentiment de constriction que la plupart d'entre eux éprouvent dans les parois thoraciques, lorsqu'ils veulent parler, et de l'arrêt de la parole qui a lieu quelquefois chez eux, parce qu'ils ne trouvent pas d'air pour continuer la phrase qu'ils ont commencée.

Je me contente de présenter d'une manière rapide l'explication des phénomènes qui constituent le bégaiement; j'y reviendrai longuement, en traçant dans le chapitre suivant les caractères de cette affection. J'ajouterai seulement que cette cause est purement dynamique et qu'elle a probablement son siége dans le système nerveux. C'est en raison de cela qu'on peut se rendre compte des variétés infinies que présente le bégaiement, de ses intermittences, de l'influence des émotions morales et des facultés intellectuelles des personnes qui en sont affectées sur sa manifestation.

Cette cause du bégaiement c'est-à-dire la sortie simultanée d'air expiré simplement et de la parole, m'a été indiquée par M. Jourdant. C'est lui seul que je considère comme l'ayant découverte; et dans tous les auteurs que j'ai consultés pour rédiger ce traité, je n'ai trouvé nulle part une indication analogue. Voici, du reste, le premier jour où je l'ai vu, la manière dont il m'a donné l'indication de cette cause. « Le bégaiement est dû à ce qu'on use en souffle et non en son, l'air qu'on a dans la poitrine. » Voici sa phrase : il l'accompagna de commentaires pour développer son opinion. Il y ajouta de plus une autre circons-

4

tance qu'il regardait comme cause, et que je considère plutôt comme effet ; je la décrirai surtout en m'occupant des caractères du bégaiement. Cette circonstance, c'est la position de la langue : selon lui, cet organe a une continuelle tendance à se porter en avant, à venir se placer entre les dents, et même à être projeté hors la bouche; on dirait qu'elle est trop longue, ce qui toutefois n'est pas réel. A mon avis, ce n'est point là une des causes primitives du bégaiement, mais un des effets de la sortie intempestive de l'air. Je me contente de la signaler, parce que j'y attache infiniment moins d'importance que M. Jourdant.

Telles sont la cause du bégaiement, selon M. Jourdant, et la manière dont j'ai essayé d'expliquer physiologiquement ce qui avait été trouvé empiriquement. Si nous venons maintenant à la comparer à toutes celles indiquées par les auteurs et que j'ai signalées plus haut, en entrant même dans des détails assez longs à l'égard de chacunes d'elles, comment comprendre après cela les accusations de plagiat que la jalousie ou l'envie ont suscitées dernièrement contre lui. Pour confirmer encore ce que je viens de dire, voici un petit tableau comparatif de quelques-unes des principales opinions émises sur la cause première du bégaiement, et on peut voir si aucune des autres opinions que j'ai rapportées textuellement lui ressemble en aucune manière.

OPINION DE M. RULLIER.	OPINION DES MYOTOMISTES.	OPINION DE M. MALBOUCHE	OPINION DE M. COLOMBAT.	OPINION DE M. JOURDANT.
Débilité relative des organes de l'articulation, résultant du défaut de rapport établi entre l'exubérance des pensées, la vitesse concomitante d'irradiation cérébrale qui leur correspond, et la vitesse possible des mouvements successifs et variés, capables d'exprimer les idées par la parole.	Brièveté trop grande de la langue, et quelquefois volume trop considérable de cet organe. Vices organiques de la langue ou des parois buccales. Contractures des muscles linguaux.	« Impossibilité « pour la langue « ou seulement « difficultés de la « part de cet or- « gane d'exécuter « les trois sortes « de mouvements « suivants. « 1. Mouve- « ment d'avant. « 2. Mouve- « ment d'arrière. « 3. Mouve- « ment de haut. »	« Affection ner- « veuse due au « manque d'har- « monie entre « l'innervation et « la myotilité, ou « pour parler plus « clairement, en- « tre l'influence « nerveuse qui « suit la pensée « et les mouve- « ments muscu- « laires au moyen « desquels on « peut l'exprimer « par la parole. »	Sortie simultanée de la voix articulée et d'air expiré en pure perte pendant la parole, ce qui fait que le courant d'air ainsi expiré s'oppose au libre jeu de cette dernière, en nuisant à l'exercice régulier des muscles de l'articulation.

Je renvoie, pour les détails, à ce que j'ai dit plus haut en exposant longuement chacune de ces opinions.

SECTION II.

Des influences externes ou internes qui peuvent déterminer ou entretenir le bégaiement.

Le sujet que je me propose de traiter ici, pour terminer ce qui est relatif à l'étiologie du bégaiement, est celui qui comprend ces influences auxquelles on donne plus particulièrement le nom de causes dans les traités de pathologie, et en cette circonstance, dans les dissertations dans lesquelles on s'est occupé du bégaiement. Cette partie étant en général bien developpée, et ayant du reste peu de choses à y ajouter, je serai aussi bref que possible.

Statistique. — On a cherché à évaluer le nombre des bègues existant en France, et même à en déduire proportionnellement le nombre de ceux qui existent dans le monde entier. On ne saurait admettre un travail analogue, et par conséquent les chiffres qui ont été présentés comme en étant la conséquence, parce qu'il semble impossible de recueillir les matériaux qui doivent servir de base à une semblable statistique. Je me contenterai de dire que cette affection est malheureusement assez fréquente.

L'âge exerce une grande influence sur le bégaiement; il est incontestable que dans le jeune âge, cette affection est beaucoup plus commune, et qu'elle tend en général à diminuer à mesure qu'on atteint une époque plus éloignée de la jeunesse. Il faut cependant se garder de croire qu'on ne rencontre pas de bègues parmi les personnes âgées. J'en connais, pour ma part, plusieurs. Il est rare, toutefois, de voir se développer le bégaiement chez des personnes ayant dépassé 15 ans, et à plus forte raison chez des vieillards. Le contraire a lieu; c'est-à-dire que c'est presque toujours dans les quinze premières années de la vie que cette affection se développe.

Elle peut être congéniale ; mais ce n'est que vers l'âge de 2 ans à 3, lorsque les enfants commencent à enchaîner leurs idées de manière à faire des phrases, qu'on s'aperçoit qu'ils bégaient et qu'ils répètent plusieurs fois la même syllable ou les mêmes mots. Moins souvent le bégaiement est acquis, et on le voit se développer à la suite de causes différentes que nous allons examiner, et en particulier de l'imitation.

Le sexe paraît exercer une grande influence sur le développement du bégaiement : il est incontestable que cette affection est infiniment plus fréquente chez les hommes que chez les femmes. *A priori* on devrait penser le contraire, en raison de la prédominance du système nerveux dans le sexe féminin ; mais il n'en est rien, et tout inexplicable que soit le fait, il n'en faut pas moins l'admettre : nous manquons de chiffres positifs et exacts pour apprécier le rapport des hommes bègues à celui des femmes.

La constitution est loin d'exercer une influence aussi puissante qu'on l'a prétendu. Le tempérament nerveux, disait-on, prédispose singulièrement au bégaiement : on le rencontre surtout chez les personnes vives, impressionnables, à constitution éminemment nerveuse. C'est une erreur. Sans doute on rencontre le bégaiement chez des personnes de cette classe, et je ne doute même pas qu'elles ne soient les plus nombreuses; mais il y en a beaucoup aussi qui sont dans des conditions toutes opposées , ou au moins avec des constitutions qu'on pourrait en quelque sorte appeler indifférentes. On trouve, et pour ma part, j'ai eu plus d'une fois occasion d'en observer, des bègues à tempérament sanguin, lymphatique ou bilieux, enfin avec toute espèce de tempérament ; je pense cependant que ceux qui sont éminemment nerveux y sont un peu plus prédisposés que les autres.

L'intelligence, par sa vivacité ou son peu de développement, peut-elle exercer une influence sur la production du bégaiement? Je ne le pense pas. On voit des personnes douées d'une imagination très-vive et chez lesquelles la pensée naît en quelque sorte plus vite que la parole: ces personnes parlent souvent fort vite et bien, mais fréquemment aussi on les voit bredouiller. J'ai établi en commençant la différence qui existe entre le bégaiement et le bredouillement, et aucun médecin , je pense, ne pourra les confondre. Chez les personnes peu intelligentes , on voit dans quelques circonstances le contraire , les idées leur viennent lentement , ils cherchent les mots et hésitent. Avec un peu d'attention on pourra encore reconnaître que ce n'est pas un véritable bégaiement. En conséquence, et d'après les faits que j'ai observés, je pense qu'on rencontre le bégaiement chez des personnes d'une intelligence vive, ordinaire , médiocre ou bien faible , c'est-à-dire chez tout le monde.

Les émotions morales vives exercent certainement une influence notable sur le bégaiement; on voit nombre de personnes qui dans l'état naturel s'expriment avec facilité , et qui, sous l'influence de ces émotions, présentent un bégaiement véritable, et qui reviennent ensuite à l'état normal. Chez les bègues, on voit presque toujours les émotions, augmenter fortement leur difficulté de parler; mais quelquefois aussi elles semblent, selon une expression vulgaire, délier leur langue,et ils s'expriment alors avec plus de facilité ; tel est en particulier ce qui arrive dans la colère.

Les émotions qui semblent agir comme je viens de le dire, sont la colère que j'ai déjà citée , la joie , le plaisir , la crainte, les désirs violents, les disputes un peu vives. Les émotions fortes peuvent-elles déterminer le développement d'un bégaiement permanent? c'est une question à laquelle je ne saurais répondre , vu l'absence de faits sur lesquels on puisse s'appuyer.

Le fait de parler dans l'intimité ou en public n'est point

sans influence sur le bégaiement ; mais cette influence n'est point toujours semblable à elle-même. La plupart du temps les bègues parlent infiniment plus mal en public que dans l'intimité, et il leur arrive même quelquefois de ne pouvoir prononcer un seul mot. On observe quelquefois le contraire, c'est-à-dire que des personnes qui bégaient fortement ou faiblement dans l'intimité, s'expriment avec une certaine facilité en public. Cela n'a lieu en général que pour les premiers temps du discours, car s'il vient à se prolonger, elles ne tardent pas à retomber dans leur bégaiement.

La défiance de soi-même, la timidité, exercent une influence sur le bégaiement qui certainement est beaucoup plus fort chez les personnes qui, soit habituellement, soit accidentellement, sont dans cette condition. On doit observer toutefois que cette timidité est assez souvent plutôt la conséquence du bégaiement que sa cause, et qu'elle est due à l'impression désagréable et pénible qu'elle détermine chez les autres personnes, et surtout chez celles qui sont inconnues de l'interlocuteur.

Les moqueries tendent en général à augmenter le bégaiement; mais cela n'est pas constant, et on voit quelquefois des bègues dont l'amour-propre est alors piqué, se mettre à bien parler.

L'imitation est une cause puissante sous l'influence de laquelle se développe le bégaiement. Elle a été constatée un si grand nombre de fois, et on observe si souvent de pareils faits que je me crois dispensé d'y insister : lorsqu'il se développe de cette manière, cela a lieu en général et d'une manière presque insensible.

Plusieurs auteurs ont cité des exemples d'enfants qui, voulant éviter de réciter leurs leçons en classe, ont simulé le bégaiement pour en être exemptés, et ont conservé ensuite ce malheureux vice de langage. Je connais pour ma part un médecin âgé de 31 ans, chez lequel le bégaiement ne reconnaissait pas d'autre cause, et qui a été délivré de son infirmité par l'application de la méthode Jourdant.

Les veilles prolongées, *les excès vénériens* paraissent en général augmenter le bégaiement, mais non le produire.

L'ivresse détermine quelquefois un certain embarras momentané de la parole qu'on a confondu avec le bégaiement; mais en dehors de ces faits, on peut dire qu'en étudiant l'influence de l'ivresse sur les bègues, on la voit tantôt augmenter, tantôt diminuer et même faire disparaître momentanément l'infirmité dont ils sont affectés.

Les saisons, la température exercent-elles une influence sur le bégaiement? On a dit que pendant qu'ils étaient soumis à certaines températures, et en particulier à une température humide, les bègues s'exprimaient avec beaucoup plus de difficulté : ainsi l'hiver exercerait cette influence; d'autres ont dit que les grandes chaleurs au contraire détermineraient cet effet. Tout cela est au moins fort douteux; on ne connaît rien de positif à cet égard; et le bégaiement présente tant de variations journalières chez les personnes qui en sont affectées, que je considère comme à peu près impossible d'apprécier l'influence des saisons et de la température. En supposant même qu'elles puissent augmenter ou diminuer le bégaiement, elles ne pourraient du moins pas le produire.

L'heure de la journée paraît exercer une influence sur le bégaiement. C'est un fait généralement admis et que j'ai observé pour ma part assez souvent, que l'on bégaie plus le matin qu'à un autre instant de la journée. Pourquoi cela? on n'en sait rien, et malgré toutes les explications qu'on a cherché à en donner, la cause de ce fait est restée inconnue.

Les courses forcées, *les exercices violents* augmentent quelquefois le bégaiement; mais je ne pense pas qu'ils puissent le produire.

Pour terminer tout ce que j'ai à dire sur ce sujet, je signalerai la cause la plus commune et la mieux constatée du bégaiement, *c'est l'hérédité*. La moitié peut-être des cas du bégaiement ont été ainsi transmis héréditairement, et c'est un fait tellement connu et incontestable, qu'il me suffit de le signaler.

D'après le tableau que nous venons de tracer des circonstances qui peuvent exercer une influence sur le bégaiement, nous pouvons conclure que si beaucoup d'entre elles peuvent exercer une action quelconque pour augmenter ou diminuer le bégaiement, on ne connaît cependant que deux causes incontestables de cette affection, ce sont : 1° l'hérédité ; 2° l'imitation; ce qui prouve que nous sommes bien peu avancés à cet égard.

CHAPITRE III.

DES CARACTÈRES DU BÉGAIEMENT.

Le bégaiement est une affection qui se présente sous des aspects si divers, et qui se traduit souvent par des caractères si différents les uns des autres, qu'on a cherché depuis longtemps à établir des espèces ou des variétés qui en rendissent l'étude plus facile. Aussi trouvons-nous des classifications particulières du bégaiement dans presque tous les auteurs qui s'en sont occupés. La plupart de ces divisions ne sont pas restées dans la science parce qu'elles reposaient sur des bases peu solides, et surtout parce qu'elles n'étaient pas déduites de la connaissance de la cause du bégaiement et qu'elles ne conduisaient à aucun mode particulier de traitement. Ces deux conditions importantes manquent à la plupart des espèces ou variétés qu'on a établies et que nous allons passer en revue.

D'après Sauvages, on devait comprendre sous le nom de bégaiement (psellismus) la plupart des vices de la parole. Il en admettait onze espèces qui sont : 1° le bégaiement proprement dit (psellimus ischnophonia) ; 2° le grasseyement (rottacismus) ; 3° la mauvaise prononciation de l (p. slambdacismus); 4° la blésite (p. tranlotas); 5° le balbutiement (p. balbuties); 6° la difficulté à prononcer les labiales (p. mogilalia); 7° le bégaiement causé par les empoisonnements métalliques (p. metallicus) ; 8° la difficulté dans la prononciation des gutturales (p. jotacismus) ; 9° le nasonnement (p. nasilas) ; 10 la difficulté de parler due au bec-de-lièvre (p. lagostomatum); 11° la difficulté de parler due à la grenouillette (p. a ranulâ) ; (V. Compendium de médec., t. 1, p. 517.) On voit que Sauvages a compris sous le nom de psellismus bien d'autres vices de la parole que le bégaiement; aussi n'y insisterons-nous pas.

M. Voisin a admis trois espèces de bégaiement ; mais elles ne sont que les trois degrés de cette affection, aussi je ne pense pas qu'il soit utile de développer ici cette division.

J'ai déjà parlé de la principale division de M. Malbouche en 1° bégaiement d'avant, 2° bégaiement d'en haut, et 3° bégaiement d'arrière. Quelques mots sont utiles pour mieux faire comprendre de quelle manière il entend ces trois mots.

Dans le bégaiement d'*avant*, la langue pendant le repos n'est point appliquée contre le palais, elle en est séparée et placée au niveau de la mâchoire inférieure, la pointe derrière les incisives. Dans cette position ce n'est que par des efforts prolongés et souvent violents que la personne affectée parvient à articuler.

Dans le bégaiement d'*en haut*, la langue reste en haut, mais ses mouvements ne coïncident pas avec la production du son ; aussi le principal caractère de ce genre de bégaiement est-il la répétition des syllabes incomplétement prononcées.

Dans le bégaiement d'*arrière*, il y a difficulté des mouvements d'arrière de la langue. On peut élever la langue et la maintenir ainsi; mais on exécute difficilement ces mouvements d'extraction. M. Malbouche pense que dans cette troisième variété la langue présente une espèce de mollesse et d'épaisseur plus grande. Indépendamment de ces trois espèces principales de bégaiement, M. Malbouche en admet 6 autres qui sont :

4° Impossibilité momentanée d'articuler ;

5° Doublement précipité des syllabes ;

6° Arrêt de la parole par habitude d'esprit;

7° Bredouillement;

8° Zezaiement.

9° Difficulté pour les trois articulations h, p, t.

Plusieurs de ces six espèces pourraient rentrer dans les

trois premières : il y en a deux, la septième et la huitième qui ne sont pas des bégaiements véritables.

En ne considérant que les trois premières espèces qui, comme je l'ai dit, sont les principales, on doit convenir que, si on se place au point de vue de M. Malebouche, il ne soit logique de les admettre, car elles sont directement déduites de la cause première du bégaiement (du moins selon lui). Mais toute logique qu'elle soit, en supposant admise la théorie de M. Malbouche, nous sommes très-loin de l'adopter, et cela par les mêmes raisons que nous avons rejeté la cause première qu'il a assignée au bégaiement. Si cette division devait conduire à des moyens particuliers de traitement, on pourrait au moins la discuter; mais il n'en est rien, comme le fait lui-même observer M. Magendie dans son excellent article, et on traite de la même manière ces différentes espèces ou variétés. Mais en considérant toute sa classification, on est encore plus disposé à la rejeter lorsqu'on voit que, parmi ses espèces, les unes sont établies d'après la cause première du bégaiement, les autres d'après ses formes et ses caractères extérieurs. Or, pour qu'une classification soit régulière, il faut au moins qu'elle repose sur une base simple et unique. Nous laisserons donc de côté la division de M. Malbouche, et parce que nous n'admettons en aucune manière sa cause première du bégaiement, et parce qu'elle est fondée sur des éléments différents.

M. Serres d'Alais (*Mém. sur le bég.*, *Journal des difform.*, p. 11, 1829) regarde le bégaiement comme une affection nerveuse qui présente deux modes ou deux espèces bien tranchées : la première consiste dans une chorée des muscles de l'articulation; la seconde est une raideur tétanique des muscles de la voix et de la respiration. Dans la première espèce, la volonté perd son influence sur les mouvements des lèvres et de la langue, dans la seconde la respiration manque.

La division adoptée par M. Colombat, et dont nous allons

maintenant nous occuper, offre, sous le rapport de sa base fondamentale, de nombreux rapports avec celle de M. Serres. Une polémique s'éleva en 1831 sur la priorité de cette prétendue découverte, et la question n'a point été résolue. Le mémoire de M. Serres fut évidemment le premier imprimé; mais M. Colombat prétendit que, sans l'avoir publié, il avait fait connaître sa méthode à une Société de médecine et à plusieurs médecins. Quoi qu'il en soit, cette question nous importe peu, car nous n'admettons point de telles bases pour une classification des diverses espèces de bégaiement, et les objections que nous allons présenter à l'une serviront en même temps de réfutation à l'autre. Nous donnerons toutefois quelques développements à celle proposée par M. Colombat, parce que c'est elle qui a peut-être eu le plus de retentissement.

Le bégaiement est divisé par lui en deux classes principales.

« La première consiste dans une sorte de chorée des lèvres « et dans la succession plus ou moins rapide de mouvements « ou convulsions cloniques de la langue, de la mâchoire inférieure et de tous les muscles de l'articulation (Bégaiement « labio-choréique). »

« La seconde espèce (Gutturo-tétanique) est caractérisée « par une sorte de raideur tétanique ou spasme tonique de « tous les muscles de la respiration, et principalement de ceux « du larynx, du pharynx, et de la base de la langue. Ce genre « de bégaiement qui se fait surtout remarquer sur les consonnes gutturales, c et g d, t, s, k, q, ou sur les voyelles a, e, i, o, « u, ou, an, on, in, eu, est toujours accompagné d'efforts pénibles pour articuler, et se distingue surtout par une expiration anticipée, par quelques intervalles de silence, par « l'immobilité de la langue, par le resserrement de la glotte, « par un sentiment de pression sur la paroi antérieure de la « poitrine, enfin par une espèce de suffocation momentanée. »

Voici maintenant de quelle manière il admet des va riété dans ces deux grandes classes.

La première (labio-choréique) comprend quatre variétés qui sont :

1º Bégaiement labio-choréique loquace, ou avec bredouillement

2º Bégaiement labio-choréique difforme.

« Cette variété est caractérisée par des grimaces ou des « mouvements convulsifs des muscles de la face, des pau- « pières, du front, des sourcils, du nez, des lèvres, sans effort « de gorge, et surtout sans contraction des muscles de la « poitrine , mais suivi des répétitions g g g g , t t t t , m m « m m.

« 3e variété. Bégaiement aphone ou des femmes.

« Cette troisième variété se distingue par les mouvements « convulsifs de la langue, des lèvres et de la mâchoire infé- « rieure, mais qui se font sans bruit.

4e variété. Bégaiement labio-choréique lingual ou avec sesseyement.

« On le reconnaît à la sortie de la langue qui franchit les « arcades dentaires, et projette au loin de la salive, en faisant « des mouvements semblables à ceux qu'exécute la langue « d'un chien qui happe en buvant.

La seconde classe, ou gutturo-tétanique, compte six variétés qui sont :

Première variété. Bégaiement gutturo-tétanique muet.

« Ceux qui en sont affectés restent plus ou moins longtemps « comme s'ils étaient tout-à-fait muets, et quoique sans faire « de grimaces ni aucun effort pour parler, ne parviennent à « articuler quelques mots qu'après avoir fait plusieurs petites « inspirations successives qui sont suivies d'un bruit sourd, « imitant assez bien le sifflement d'un obus qui n'a presque « plus de force.

La deuxième variété ou bégaiement gutturo-tétanique intermittent.

La troisième variété ou bégaiement gutturo-tétanique choréiforme « est caractérisée par une sorte de raideur des organes « de la respiration et de la voix, et par quelques instants de « silence, se distingue surtout par l'espèce de chorée et les « mouvements que l'on remarque dans la tête, les bras et les « jambes de ceux qui en sont affectés ; ces mouvements désor-« donnés, tout-à-fait semblables à la danse de Saint-Guy, ne se « manifestent que pendant l'articulation des mots, et dispa-« raissent entièrement pendant le silence.

La quatrième variété ou bégaiement gutturo-tétanique canin.

« Cette variété, quelquefois portée à l'excès, est ainsi appelée « parce que, pour articuler les syllabes qui exigent quelques « efforts, les bègues font entendre les répétitions désagréa-« bles o o o, a o o o, a o o o, qui imitent assez bien l'aboie-« ment des chiens de chasse.

La cinquième variété ou bégaiement gutturo-tétanique épileptiforme.

« A l'instant où la personne qui en est affligée veut parler, « des convulsions extrêmement fortes se manifestent et por-« tent particulièrement sur les muscles de la poitrine, de « l'abdomen, du col, des membres supérieurs et même sur « les muscles peauciers, et donnent lieu à des contorsions, à « des spasmes cloniques et toniques, analogues à ceux qui « caractérisent une attaque d'épilepsie. »

La sixième variété ou bégaiement gutturo-tétanique avec baryphonie ou balbutiement.

Elle coïncide le plus souvent, d'après M. Colombat, avec une maladie de l'encéphale au-dessus des ressources de l'art, et quelquefois avec un manque d'intelligence.

Enfin la dernière variété est le bégaiement mixte, ainsi nommé « parce qu'il est caractérisé par la réunion d'une ou

« plusieurs des variétés dont nous venons d'exposer les prin-
« cipaux phénomènes qui les caractérisent.»

Si j'ai autant insisté sur cette classification, c'est qu'elle renferme de bonnes choses. Essayons maintenant de l'apprécier à sa juste valeur.

Disons d'abord qu'elle n'est point déduite logiquement de la cause première, assignée par M. Colombat au bégaiement. Ce n'est plus ici une affection nerveuse consistant dans le manque d'harmonie entre l'innervation et la myotilité. Il ressort implicitement en effet des onze variétés établies, que le bégaiement est une affection convulsive, qui peut être divisée en deux grandes classes : l'une à forme tétanique et siégeant particulièrement dans les muscles du larynx, du pharynx et de la base de la langue; l'autre, au contraire, à forme convulsive simple (convulsions dites cloniques) et siégeant spécialement dans les muscles des lèvres et de l'articulation. En se plaçant même au point de vue de l'auteur (que ce soit M. Serres d'Alais ou M. Colombat qui ait imaginé cette dichotomie), on devrait déjà modifier cette division. On pourrait conserver la première espèce ou labio-choréique, parce qu'il y a souvent en effet des mouvements convulsifs des lèvres et des muscles de l'articulation. Mais quant à la deuxième, ou gutturo-tétanique, elle est un contre-sens. Il n'y a pas dans le bégaiement contracture ou tétanos des muscles du larynx, du pharynx, ou de la base de la langue; car la contracture ou le tétanos suppose un symptôme permanent, et il n'y a rien de semblable dans l'affection dont nous nous occupons; il faudrait donc déjà remplacer l'expression gutturo-tétanique, par celle de gutturo-convulsive ou gutturo-choréique, car il y a bien véritablement mouvements convulsifs des muscles que je viens de nommer. Il faudrait donc admettre simplement 1° une affection convulsive, siégeant dans les muscles de l'articulation, agissant ou existant au-devant de la cavité buccale (lèvres, etc., etc.) *(bégaiement gutturo-convulsif)*, et 2° une affection convulsive siégeant dans les muscles du larynx, du pharynx, ou de la base de la langue *(bégaiement labio-choréique)*. Maintenant, sont-ce des convulsions cloniques simples (et c'est mon avis) ou des mouvements choréiques ou choréiformes, ce serait encore une question à traiter, car ces derniers ne sont pas des convulsions cloniques simples, mais une espèce ou une forme de convulsions.

En se plaçant donc au point de vue de MM. Serres d'Alais et Colombat, c'est-à-dire en admettant que le bégaiement soit une affection convulsive des muscles qui servent à la formation de la voix et de la parole, Il faudrait, à mon avis, corriger comme je l'ai dit la double division.

Venons-en maintenant aux onze variétés admises par M. Colombat; car ici M. Serres d'Alais a complétement disparu.

De la lecture de ces variétés, il ressort évidemment pour moi, que cette sous-division est fondée sur la forme particulière que présentent les convulsions, et sur leurs caractères. Elles doivent donc perdre, je pense, le nom de variétés ou d'espèces pour prendre celui de formes. Ce n'est point ici une chicane de mots, car en pathologie il faut être sévère sur le sens propre de chaque expression.

Les quatre variétés de la première espèce, ou du bégaiement labio-choréique, pourraient alors, au point de vue de l'auteur, être conservées. Je pense, en effet, qu'elles représentent bien exactement quatre formes de bégaiement, exclusivement considéré sous le point de vue de ses caractères extérieurs (mais non pas de sa cause).

Quant aux sept variétés de la seconde classe (gutturo-tétaniqən), elles ne sauraient toutes être admises.

La première et la quatrième espèces sont deux formes qui pourraient être conservées.

La troisième et la cinquième se confondraient en ce sens, que, dans l'une, ce sont des mouvements épileptiformes, affectant d'autres muscles que ceux de la voix et de la parole, et dans l'autre, des mouvements choréiques. Ce ne sont, à mon avis, ni les uns ni les autres, ce sont de simples convulsions cloniques qui, dans les deux cas, s'associent synergiquement à ces mêmes convulsions, siégeant dans les muscles qui servent à la formation de la voix et à l'articulation de la parole.

Voilà donc trois formes qui peuvent être conservées : 1° la première, 2° la quatrième et 3° la troisième et la cinquième confondues ensemble.

La seconde forme n'est fondée que sur l'intermittence des phénomènes. Elle n'est plus appuyée sur la même base que les précédentes, et ne peut figurer auprès d'elles. En effet, ou elle a des caractères particuliers autres que sa continuité ou son intermittence, et alors donnez-lui d'autres noms, ou bien elle n'a que ceux-là de spéciaux, et par conséquent elle rentre dans les autres formes ; et à la suite de cette classification il faudrait ajouter : ces formes diverses peuvent se montrer d'une manière continue ou intermittente.

La sixième espèce de la deuxième classe n'est, la plupart du temps, selon l'auteur, qu'une conséquence de lésions organiques diverses de l'encéphale, ou du défaut d'intelligence. Or, pour moi, cette difficulté de la parole est alors un symptôme, et non un bégaiement véritable. Je l'éliminerais donc.

La septième espèce, ou bégaiement mixte, pourrait être conservée. Ainsi modifiées, les diverses formes admises par M. Colombat représentent bien les caractères extérieurs du bégaiement ; je ne les adopterai cependant pas, pour les raisons suivantes :

1° Ces formes diverses n'ont point pour base ou pour point de départ la considération de la cause première du bégaiement.

2° Elles supposent que le bégaiement est une affection musculaire convulsive des muscles de l'articulation, et pour moi, ces convulsions bien réelles ne sont que la conséquence de la cause première du bégaiement, et ne le constituent pas tout entier. Il ne suffit pas (je me trompe peut-être, mais c'est mon avis), qu'on fasse cesser ces convulsions pour guérir le bégaiement.

3° Admettre ces formes diverses ne conduit point à un mode particulier de traitement pour chacune d'elles.

4° Enfin le point de départ de la classification, c'est-à-dire que le bégaiement est une affection convulsive des muscles qui servent à la formation de la voix et de la parole, ne conduit point à une thérapeutique rationnelle du bégaiement ; et les agents thérapeutiques qui peuvent calmer ou faire disparaître les affections convulsives siégeant dans d'autres parties du corps, sont tout à-fait sans résultat contre le vice de la parole.

Je vais essayer maintenant de tracer les caractères du bégaiement et de les expliquer, en prenant pour point de départ les idées que j'ai exposées, sur la cause première de cette affection.

On peut reconnaître deux espèces de bégaiement, et même en admettre une troisième, qui serait constituée par l'association des deux autres. Ces deux espèces peuvent être établies en raison de l'influence différente qu'exerce la cause première du bégaiement sur les muscles de l'articulation. Expliquons-nous.

Le bégaiement est dû, selon nous, à la sortie simultanée de la parole et d'air expiré simplement : cette perte d'air étant la conséquence d'une affection dynamique des muscles respirateurs, affection en vertu de laquelle l'expiration se produit trop rapidement, mais seulement quand on parle. Ce point de départ étant bien compris, nous dirons que cet air expiré peut agir de deux manières différentes sur le pharynx, la langue et la cavité buccale ; de là, deux espèces de bégaiement que voici.

La première est le bégaiement que j'appellerai *ouvert*. Elle correspond à peu près au bégaiement d'arrière de M. Malbouche, à celui de la deuxième espèce de M. Serres d'Alais, et au bégaiement gutturo-tétanique de M. Colombat. Voici de quelle manière il se produit. La bouche est entr'ouverte dès que l'inspiration physiologique initiale de toute parole s'est faite, la poitrine s'affaisse trop rapidement et l'air est chassé par une expiration ; mais la parole ayant commencé à se produire en même temps, cette dernière n'est point normale en raison de l'air expiré en pure perte, qui gêne sa libre production ; les muscles du pharynx, de la langue et de la cavité buccale, obligés de lutter contre un obstacle nouveau (air expiré) entrent en contractions exagérées et anormales, ou si l'on veut, en convulsions, et la parole n'en est que plus gênée. Mais il arrive un instant où le thorax est complétement affaissé; aucune parcelle d'air ne peut plus sortir des poumons, et il n'y a plus alors ni voix ni parole, ou bien il ne sort que des sons rauques et inarticulés; le bègue qui a commencé sa phrase veut cependant la finir ; il fait en conséquence des inspirations anormales, souvent bruyantes, pour remplacer l'air qui est sorti, et la poitrine se dilate de nouveau; mais cet air est bien vite chassé lui-même, et le bègue de nouveau arrêté, recommence de nouvelles inspirations et s'exprime souvent avec plus de difficulté encore. La plupart du temps, avant de faire ces nouvelles inspirations, il contracte convulsivement les muscles thoraciques, afin de faire sortir l'air qu'il sent lui manquer et qui ne sort plus pour la formation du son et de la parole ; il en résulte un sentiment de constriction de la poitrine, qui est un des caractères les plus saillants de cette espèce de bégaiement, et que ne manquent pas d'accuser les personnes qui en sont affectées.

Résumons maintenant les caractères du bégaiement *ouvert* :

Bouche ouverte. — Sortie facile d'air expiré en pure perte, en même temps que le son et la parole. Contraction convulsive des muscles thoraciques , pour faire sortir l'air qui manque; inspirations anormales pour remplacer l'air qui est sorti. Enfin, par suite de toutes ces causes, difficulté de parler, répétition fréquente des mêmes syllabes, sortie difficile d'autres, et souvent arrêt de la parole, quand la poitrine ne contient plus assez d'air pour qu'il en sorte pour la formation des sons.

Dans cette espèce de bégaiement, la difficulté de parler porte en général sur la prononciation des voyelles et sur les lettres qui sont surtout prononcées par l'action du pharynx, g, k, q, c dur, etc.; cependant, les autres consonnes sont quelquefois également émises très-difficilement, et on le comprend facilement en raison de l'ouverture de la bouche et des contractions anormales que présentent les muscles des lèvres, de la langue et des parois buccales; contractions qui rendent difficile la position qu'ils doivent prendre pour la prononciation de ces mêmes consonnes. Et du reste, il arrive souvent qu'elles ne peuvent plus du tout être prononcées, parce qu'il n'y a plus d'air, plus de son vocal; et que leur articulation, en supposant qu'elle eût lieu, se ferait en quelque sorte à vide.

C'est dans cette espèce qu'on peut placer la plupart des bégaiements dits *muets*. Les malheureux qui en sont affectés font souvent pendant longtemps des efforts violents; et malgré cela aucun son n'est émis, ou bien il ne finit par sortir que des sons inarticulés, souvent incompréhensibles.

Ce bégaiement est très-pénible, en raison des contorsions et des grimaces de la face, des mouvements intempestifs de la langue, qui, comme les précédents, ne sont que l'effet et non pas la cause du vice de la parole, et surtout des violentes convulsions des muscles du thorax, dont les bègues ont en général beaucoup à souffrir. Il faut y ajouter une douleur, ou plutôt une sensation de fatigue et d'épuisement qu'ils accusent dans la région épigastrique, et qui est probablement la conséquence de ces mêmes convulsions thoraciques. On voit quelfois, mais cela est rare, ces convulsions devenir si violentes, et leurs effets tellement énergiques, qu'il y a émission involontaire des matières fécales et des urines. Dans d'autres cas, en vertu d'une action synergique, on voit plusieurs muscles de la vie de relation entrer également en contractions, et de véritables mouvements épileptiformes, soit dans le tronc, soit dans les membres, se manifester pendant que le bègue parle. Ce sont là les bégaiements gutturo-tétaniques, choréiformes et épileptiformes de M. Colombat.

Je crois avoir insisté assez longtemps sur cette première espèce de bégaiement pour l'avoir fait comprendre. Passons maintenant à la deuxième, qui est au moins aussi fréquente, et à laquelle on peut donner le nom de *Bégaiement fermé;* il correspond à-peu-près au bégaiement d'avant et d'en haut de M. Malbouche, choréique de M. Serres d'Alais, et labio-choréique de M. Colombat. Voici quels sont ses caractères.

Une fois l'inspiration physiologique initiale terminée, la bouche est fermée. La cause première du bégaiement est toujours la même que dans les cas précédents, c'est la sortie intempestive de l'air expiré en même temps que la parole. Cet air trouve la bouche fermée, ou à-peu-près; il distend d'abord la cavité buccale, mais il tend à s'échapper, et il s'échappe en effet en entr'ouvrant doucement les lèvres; celles-ci se referment pour se rouvrir et ainsi de suite. Il en résulte cette espèce de tremblement des lèvres, si caractérisé chez beaucoup de bègues. Quelquefois, avant de s'ouvrir, les lèvres sont projetées en avant, et forment cet état qu'on remarque chez un grand nombre d'individus affectés de ce vice de la parole, et auquel on a donné le nom vulgaire de *cul-de-poule.* Dans cette espèce de bégaiement, on constate surtout la répétition fréquente d'une même syllabe avant de pouvoir passer à une autre, il y a en général plus de facilité à prononcer les voyelles, et au contraire une difficulté plus grande pour les consonnes, et en particulier pour certaines d'entre elles. Cela est dû à ce que les effets du bégaiement portent principalement sur la partie antérieure de la cavité buccale de bégaiement. Ainsi dans cette espèce la difficulté porte autant sur les consonnes, qui, pour être prononcées, commencent par une fermeture de la bouche et se terminent par son ouverture; de même que dans le bégaiement ouvert l'air manque souvent dans la poitrine, et les contractions convulsives des muscles thoraciques prennent alors naissance ; toutefois cet accident y est moins fréquent et en général bien moins intense ; cependant beaucoup de bègues qui en sont affectés s'en plaignent encore , ainsi que du sentiment de fatigue qui existe dans la région épigastrique. Lorsqu'un bégaiement de ce genre est porté un peu loin, et surtout lorsque l'air sort avec une certaine force de la cavité buccale, ce dernier entraîne avec lui une petite quantité de salive, qui est projetée au loin; on observe quelquefois aussi des inspirations anormales, destinées à remplacer l'air qui s'est échappé par les inspirations intempestives.

Il arrive assez souvent que ces deux espèces de bégaiement se trouvent réunies chez le même individu; on peut alors facilement les reconnaître , en analysant avec soin la manière dont il parle. On peut donner à cette troisième espèce, ou plutôt à l'association des deux seules espèces de bégaiement, le nom de *mixte*.

Dans cette description nous avons supposé le bégaiement net et bien caractérisé; mais il est loin d'en être toujours ainsi, et il n'est peut-être pas de maladie qui présente des différences plus grandes, sous le rapport de l'intensité, depuis une légère difficulté, un léger embarras dans la parole, jusqu'à la forme la plus pénible du bégaiement, et l'impossibilité presque absolue de prononcer aucune syllabe. En examinant toutefois les bègues avec soin, dans les cas légers comme dans les cas intenses, on peut presque toujours, en y faisant un peu d'attention, démêler les phénomènes, distinguer à quelle espèce ils appartiennent, et les classer. Je me contente de signaler ici les nombreuses différences que présente le vice de la parole, ne pensant pas qu'il pût être utile de les décrire plus longuement.

Nous venons d'établir deux espèces particulières de bégaiement : la première est surtout caractérisée (du moins pour ce qui frappe le plus le vulgaire) par une difficulté plus ou moins grande dans la prononciation, et moins souvent par une répétition plus ou moins fréquente des mêmes syllabes ; la deuxième espèce se presente avec des caractères précisément contraires, c'est-à-dire répétition fréquente et prolongée des mêmes syllabes, et moins souvent, difficulté de prononcer. J'ai déja expliqué l'un de ces phénomènes, la difficulté d'articuler. Quant au deuxième, la répétition plus ou moins fréquente d'une même syllabe avant de passer à une autre, il est plus difficile à comprendre, et je ne connais aucun auteur qui ait même cherché à en donner l'explication. Voici celle que je proposerai.

On peut invoquer deux causes pour expliquer la répétition de la même syllabe un certain nombre de fois : la 1re est la difficulté que le bègue éprouve à articuler la syllabe suivante, il ne veut pas s'arrêter court, et il répète plusieurs fois cette même syllabe, pour donner en quelque sorte le temps aux muscles et à la langue d'articuler la syllabe ou la lettre qui est difficile pour lui. Ce n'est donc pas sur la syllabe ou le mot répété plusieurs fois que porte le vice de la parole, mais sur la syllabe ou le mot suivant.

La 2e est l'habitude. Si, en raison de la cause précédente, un bègue, dans une circonstance donnée, et où les émotions morales le font parler avec plus de difficulté, répète plusieurs fois la même syllabe, il y aura tendance à la reproduction de cette même répétition dans une autre circonstance, l'intimité, par exemple, dans laquelle, avant cette époque, il avait l'habitude de prononcer facilement cette même syllabe.

J'ai déjà parlé de l'influence de l'imitation sur la production du bégaiement. Il est une remarque que je dois ajouter ici, et qu'il est de la plus haute importance de ne pas perdre de vue; c'est la considération de l'habitude qui nous y conduit. Une personne qui parle facilement et qui se trouve très-souvent avec un bègue, tend à l'imiter. Cette imitation, résultat d'une influence bien singulière et inconnue, ne peut déterminer en général l'affection dynamique des muscles thoraciques, cause du bégaiement, non plus qu'une certaine difficulté dans la prononciation. Elle conduit plutôt à la répétition plus ou moins fréquente d'une même syllabe. Malgré elle, cette personne en vient à répéter plusieurs fois des mots qu'elle a entendu répéter, et le nombre de ces mots ou de ces syllabes augmentant de jour en jour, elle finit par présenter un vice de langage qui consiste dans la répétition plus ou moins fréquente d'un certain nombre de syllabes ou de mots; mais cette répétition est facile et nullement pénible; toutes les parties de la bouche, la langue, sont dans leur état normal; il n'y a pas d'air expiré en pure perte; enfin, ce n'est point là un bégaiement véritable. C'est un vice de langage caractérisé par la répétition plus ou moins fréquente d'un certain nombre de syllabes, articulées cependant et prononcées d'une manière tout-à fait normale. Un grand nombre de bégaiements, dits par imitation, sont des vices de langage analogues à celui que je viens de développer, et exigent des moyens particuliers de guérison; leur cure n'en est pas plus facile pour cela; mais elle exige d'autres moyens, et tout en ne le considérant pas comme un bégaiement véritable, je tâcherai cependant d'indiquer les moyens qui peuvent faire disparaître ce vice de langage. On me reprochera peut-être de ne point le faire rentrer dans cette classe; mais je regarde cela comme peu important, car je m'en occupe presque autant, et au lieu d'en faire une troisième espèce de bégaiement, je préfère le désigner par l'expression suivante, un peu longue il est vrai, mais qui rend assez bien ma pensée.

Vice de langage caractérisé par la répétition plus ou moins fréquente, mais facile et sans efforts de la même syllabe.

MARCHE, DURÉE, TERMINAISON.

Le bégaiement peut exister d'une manière continue ou intermittente. Il y a des bègues qui parlent constamment mal, quelles que soient les circonstances au milieu desquelles ils se trouvent. Il y en a d'autres au contraire qui parlent bien dans certains instants, et qui, dans d'autres, on ne sait souvent pour quelles raisons, s'expriment avec une difficulté plus ou moins grande. Cette dernière espèce est le bégaiement intermittent. Quelquefois le retour de la difficulté de la parole est déterminé par un certain nombre de circonstances qui peuvent également exagérer momentanément le bégaiement continu, circonstances qui peuvent augmenter le bégaiement continu, ou déterminer la reproduction du bégaiement intermittent. En nous occupant de l'étiologie, nous avons exposé ces circonstances ; je les rappellerai ici sommairement. Ce sont toutes les émotions morales, les sensations vives, le plaisir, le chagrin, la colère, l'amour, la frayeur, les passions exaltées, la présence d'un public nombreux, la pensée de l'infériorité que l'on a dans une discussion, la conversation avec des hommes éminents, qui, comme on dit, en imposent; l'ivresse, et bien d'autres ; une course précipitée, des exercices violents ; un état de maladie, agissent souvent dans le même sens.

Le bégaiement est une affection tellement singulière, et tellement capricieuse qu'elle échappe en quelque sorte, à une description dans laquelle on voudrait faire rentrer tous les cas qui ont été observés. Chacun d'eux a en quelque sorte une physionomie propre et une expression symptomatique particulière, qui fait que le bégaiement d'un individu ne ressemble pas exactement à celui de tel autre, ce qui rend impossible toute statistique à cet égard. Il est un fait particulier que je vais citer pour démontrer tout ce que cette affection offre de singulier, c'est que les mêmes causes que nous venons de voir reproduire le bégaiement intermittent ou augmenter celui qui est continu, peuvent, dans d'autres circonstances, ou chez d'autres bègues, faire disparaître momentanément la difficulté de parler; on voit alors ceux qui sont sous l'influence de ces émotions, de ces passions et de ces sensations, s'exprimer avec une facilité qui étonne ceux qui les connaissent, puis retomber ensuite et parler aussi mal qu'auparavant.

Le même bègue peut présenter des différences assez grandes d'un moment à l'autre dans sa difficulté de parler ; elle varie sous le rapport de son intensité comme sous celui de son expression symptomatique, sans que rien puisse expliquer ces singulières variations.

Le bégaiement est une affection qui dure souvent toute la vie; mais assez fréquemment aussi on le voit diminuer et même s'éteindre complétement avec les progrès de l'âge. Lorsque cela arrive, l'époque de la vie à laquelle il disparaît est assez variable ; chez quelques-uns, c'est à l'époque de la puberté ; ce fait est toutefois assez rare, et la difficulté de la parole augmente plutôt à cet âge, au lieu de diminuer. De 15 à 30 ans, le bégaiement est en général au maximum. C'est à partir de ce dernier âge, lorsque la fougue de la jeunesse commence à se passer et que les idées sont plus calmes, qu'on le voit tendre à disparaître, et diminuer quelquefois progressivement jusqu'à cesser même à peu près complétement ; on s'aperçoit cependant presque toujours, à une certaine hésitation, de la difficulté de parler dont ont été affectées ces personnes à une autre époque de leur vie, dans un assez grand nombre de cas ; et, comme je l'ai dit, le bégaiement ne cesse jamais.

DIAGNOSTIC.

Le diagnostic du bégaiement ressort évidemment de tout ce

que j'ai exposé, et il est en général très-facile. Il suffit, la plupart du temps d'entendre parler les personnes qui en sont affectées, pour le reconnaître immédiatement : il est cependant une chose assez importante à décider qui n'est point aussi facile qu'on pourrait le penser *à priori*, et dont nous devons dire quelques mots ici.

Lorsqu'on entend une personne s'exprimer avec difficulté, on est immédiatement disposé à appeler bégaiement, ce vice de la parole, parce que c'est l'expression générique sous laquelle on les comprend tous ; mais cela n'est rien dire, et pour diriger avec certitude le traitement de cette affection, on doit décider si ce vice de la parole est bien un véritable bégaiement. Nous avons traité cette question en nous occupant de la définition. Nous avons dit qu'il fallait d'abord ne pas considérer comme bégaiement la blésite, le zezayement, le bredouillement et le balbutiement. Nous avons démontré ensuite qu'il fallait en séparer toutes les difficultés de parler symptomatiques d'un certain nombre d'affections et en particulier des maladies organiques du cerveau, de certaines maladies nerveuses, de l'ivresse, des vices de conformation des lèvres, de la langue, ou d'une partie quelconque de la cavité buccale. Une fois ces deux ordres de causes éliminés, il faut examiner s'il ne s'agit pas du vice de langage dont j'ai parlé en dernier lieu, et qui consiste dans la simple répétition plus ou moins fréquente d'une même syllabe, sans difficulté dans la prononciation ; une fois toutes ces altérations de la parole écartées, il est évident qu'on a affaire au bégaiement proprement dit, c'est-à-dire à cette affection qui reconnaît pour cause première la sortie intempestive de l'air expiré, en même temps que la parole se produit. C'est de cette manière qu'il faut procéder pour être bien certain du genre de difficulté de la parole auquel on a affaire, et pour connaître si c'est un véritable bégaiement. Les détails dans lesquels je suis entré permettront d'établir ce diagnostic.

PRONOSTIC.

Il est évident, et je n'aurais même pas eu besoin de le dire, que le bégaiement est une affection qui ne compromet en aucune manière la santé et la vie des personnes qui en sont affectées. Quant à prévoir sa curabilité, c'est une chose bien difficile, qu'on ne peut souvent décider que par l'application d'une ou plusieurs méthodes de traitement, et qui exige, chez la personne qu'on veut guérir, la réunion d'un certain nombre de qualités morales dont j'aurai bientôt occasion de m'occuper. Je ne puis donc rien établir relativement à la curabilité ou l'incurabilité de cette affection, je dirai seulement ici d'une manière générale, qu'il y a malheureusement quelques cas qui sont tout-à-fait incurables, et nous verrons plus loin lesquels.

DE L'INFLUENCE DU BÉGAIEMENT SUR LE MORAL DES INDIVIDUS QUI EN SONT AFFECTÉS.

Avant d'exposer les traitements divers qu'on a successivement conseillés contre le bégaiement, et celui que je regarde comme le plus convenable, je dois traiter cette question que je juge comme très-importante, et qui est loin d'être indifférente pour la guérison de cette affection. Examinons-la avec soin.

L'influence dont je veux parler est réelle, incontestable, et ne s'exerce pas toujours de la même manière. Voici, à cet égard, les pricipaux cas qui peuvent se présenter.

Chez un certain nombre de sujets, dont l'intelligence est médiocrement développée et qui ne sont pas placés dans une sphère sociale un peu élevée, le bégaiement n'exerce aucune influence. De tels individus ne paraissent pas quelquefois même se douter qu'ils bégaient. Pour eux c'est une habitude tellement enracinée qu'ils se croient dans un état normal, et qu'ils ne peuvent s'imaginer qu'elle les fasse remarquer, car ils n'y pensent pas eux-mêmes. Si de tels individus sont des ouvriers, des artisans, ils exercent l'état qu'ils préfèrent, et ne s'inquiètent en aucune manière de leur difficulté de parler. S'ils sont plus élevés dans la société, ils choisissent une carrière dans laquelle ils n'aient pas besoin de parler, ils se font artistes, s'ils ont la vocation, ils travaillent dans des bureaux, des administrations, etc., etc., et mènent doucement leur vie.

Chez d'autres individus dont l'intelligence est vive, développée, et qui appartiennent à une classe plus élevée de la société, il n'en est plus de même; et surtout s'ils sont impressionnables, leur malheureuse affection exerce une influence fâcheuse et souvent déplorable sur toute leur vie. Au collége ils sont le jouet, la risée de leurs camarades, ce qui détermine quelquefois chez eux un changement dans le caractère. Ils deviennent sombres, taciturnes, mélancoliques. Ces enfants sont craintifs, timides, ils craignent de parler, ils évitent de causer avec leurs camarades. Leurs maîtres les négligent, parce qu'ils ne peuvent répondre à leurs questions, et à moins d'une vive intelligence, et d'une grande aptitude au travail, ils ne font presque rien.

Sortis du collége, de nouvelles difficultés se présentent : ils ont conservé une grande timidité, de la défiance d'eux-mêmes, circonstances qui, loin de diminuer leur difficulté de parler, tendent au contraire à l'augmenter; ils fuyent la société, ou s'ils y vont, évitent d'y parler. Le choix d'une carrière est une grave affaire pour eux et pour leurs parents, et pour peu que leur bégaiement soit un peu prononcé, ils sont obligés de renoncer aux carrières libérales, où ils auraient pu déployer leur intelligence, pour en embrasser une secondaire, ou bien ils vont cacher dans quelques bureaux leur malheureux vice de langage.

Tous ne sont pas de même. Quelques bègues aussi vifs peut-être et aussi intelligents que ceux dont je viens de parler, s'identifient tellement avec leur défaut, qu'ils finissent par l'oublier complétement. Il n'exerce alors aucune influence sur leur vie, sur leur caractère, leurs habitudes, et tout au plus s'ils s'en aperçoivent, lorsque quelques moqueries accueillent leurs paroles. Il est toutefois des circonstances dans leur vie qui sont pour eux un écueil, et où ils ont quelquefois d'amères déceptions par les échecs qu'ils éprouvent; mais une fois qu'ils ont atteint leur but, et que cette époque est passée, ils oublient plus que jamais leur vice de parole, à moins toutefois qu'il ne vienne mettre un obstacle à leur avancement dans la carrière qu'ils ont choisie ou à leur entrée dans une nouvelle.

CHAPITRE IV.

TRAITEMENT DU BÉGAIEMENT.

Dès l'antiquité la plus reculée il a été question du bégaiement et des moyens de le guérir. Qni ne connaît l'histoire de Démosthènes, et quel est le bègue qui n'a peut-être essayé le moyen vulgaire à l'aide duquel on dit qu'il a fait disparaître son infirmité. Cependant il règne encore une assez grande incertitude sur la cure de cette affection, et les tentatives nombreuses et répétées qu'on a faites depuis l'orateur athénien jusqu'à nos jours, n'ont abouti qu'à laisser dans la science deux méthodes, qui datent encore de peu d'années, et à l'aide desquelles cependant on a guéri quelques bègues.

Avant d'examiner ces tentatives et ces méthodes, on peut établir que de tous temps des individus affectés de bégaiement sont parvenus à se guérir eux-mêmes. Ces guérisons ont été en général obtenues sous l'influence de certaines conditions morales que présentaient de telles personnes, et les moyens qu'ils avaient imaginés pour les opérer n'avaient jamais été constitués en modes de traitements, ou si l'on veut en méthodes, et étendus ainsi à un certain nombre de bègues. Ces conditions morales dont je viens de parler, et sur lesquelles je m'étendrai plus loin, sont les suivantes : un caractère décidé, une volonté forte et persévérante, le désir et le besoin de faire disparaître le vice de la parole pour se faire un nom, une carrière, une fortune. Sans la réunion de ces trois conditions générales, je ne pense pas qu'aucune personne ait pu se guérir elle-même. Bien plus, je suis porté à penser que les méthodes préconisées contre le bégaiement n'eussent point réussi sans elles, dans les cas où elles ont été suivies de succès.

De quelle manière les personnes dont je parlais tout à l'heure sont-elles parvenues à se guérir elles-mêmes ? Quels moyens, quels procédés ont-elles employés pour y arriver ? Nous sommes loin de pouvoir répondre à cette question; car parmi ces personnes, les unes n'ont employé ces procédés que pour elles, et il est probable que la plupart eussent été très-embarrassées, s'il eût fallu exposer de quelle manière elles avaient obtenu ce résultat. Les autres l'ont transmis par tradition, et la plupart de ces traditions se sont perdues ; voici celles qui nous restent, et on verra que plusieurs des personnes qui se sont occupées de la cure du bégaiement en ont tiré un parti avantageux.

Les moyens que la tradition ancienne et moderne nous enseigne avoir réussi, sont les suivants.

Plusieurs individus se sont guéris en ralentissant beaucoup leur manière de parler, en parlant plus lentement si l'on veut.

D'autres ont employé la déclamation.

D'autres le chant et la parole en mesure.

Ces moyens, exigeaient de la part de ceux qui les employaient, les conditions morales dont j'ai parlé, et sur lesquelles je dois revenir.

Quelques exemples, choisis parmi un grand nombre, prouveront ce que je viens d'avancer. D'après Plutarque, il est incontestable que c'est à ses nombreux exercices de déclamation, bien plutôt qu'aux cailloux qu'il mettait dans sa bouche, que Démosthènes dut la guérison de son bégaiement, et qu'il eut besoin pour cela de faire de nombreux et pénibles efforts. Je ne regarde pas cependant les cailloux qu'il mettait dans la bouche comme lui ayant été inutiles ; il est probable qu'ils ont servi à mettre un obstacle à la rapidité de la parole et à le faire prononcer beaucoup moins vite.

Un jeune avocat, dont M. Dupuytren dirigeait le traitement, s'astreignit à parler pendant longtemps dans un ton analogue aux récitatifs de nos opéras ; il parvint bientôt à s'énoncer plus clairement qu'il n'osait l'espérer.

M. Thénard m'a raconté qu'en 1812 il avait eu un secrétaire, qui vit encore maintenant et habite la province, qui s'était guéri lui même du bégaiement, 10 ans auparavant (1802), en s'exercant à parler en chantant et en marquant la mesure.

Je connais particulièrement un jeune chanteur fort distingué, qui est affligé d'un bégaiement assez fort, sur lequel la méthode de M. Colombat a complétement échoué. Il a débuté sur notre première scène lyrique, et chante maintenant avec grand succès en Angleterre, sans éprouver jamais la moindre hésitation, tandis qu'il bégaie beaucoup dans la conversation particulière.

De tels exemples pourraient être multipliés, et tous reconnaissent pour origine ce fait bien connu, que l'on ne bégaie pas en chantant ; on peut même en conclure que la plupart de ceux qui se sont guéris eux-mêmes, l'ont fait en modulant légèrement leur voix et en marquant la mesure. Ces exemples toutefois sont rares, et il a fallu aux bègues qui ont réussi une volonté bien ferme et une persévérance bien grande pour arriver là.

Ces faits étant bien compris du lecteur, nous examinerons de la manière suivante les moyens divers qu'on a successivement préconisé contre le bégaiement. Dans une première partie nous exposerons un certain nombre de méthodes qui ne sont pas généralement employées, ou que nous pensons ne pas devoir rester dans la science. En terminant cet exposé, nous parlerons incidemment et le plus brièvement possible de la section des muscles génio-glosses.

Dans une seconde partie, nous exposerons les deux méthodes connues, qui, dans l'état actuel de la science, et avant qu'il eut été question de la méthode Jourdant, étaient employées pour guérir les bègues.

Enfin, dans une troisième et dernière partie, nous examinerons la méthode Jourdant, et les raisons qui doivent engager la plupart des médecins à lui donner la préférence.

PREMIÈRE PARTIE.

Itard, en 1817, conseilla, pour guérir le bégaiement, d'opposer deux entraves à l'action irrégulière et précipitée des organes de l'articulation: une de ces entraves était *mécanique*, l'autre *intellectuelle* ou *mentale*.

L'entrave mécanique consistait en une fourchette mécanique à deux branches qui élevait la langue et la portait en arrière; l'autre associait forcément un travail de mémoire à celui de la parole. Ainsi Itard conseillait-il d'apprendre une langue étrangère, et de s'exprimer le plus souvent possible dans cette langue. Il obligeait ainsi les bègues de parler plus lentement qu'ils ne le font ordinairement.

Ce moyen a-t-il amené des guérisons complètes? Je n'en sais rien; mais cela est possible en raison de la lenteur et de la modération qui en résultaient forcément dans le discours.

M. Voisin, à propos de la cause du bégaiement, s'exprime ainsi dans son opuscule (p. 44, année 1821).

« Les personnes qui bégaient doivent-elles, à l'imitation de « Démosthènes, mettre des cailloux dans leur bouche pour se « corriger de leur vice de prononciation? Je ne balance pas, « d'après ma propre expérience, à résoudre cette question « par l'affirmative. On conçoit aisément tous les avantages « qu'on peut retirer de ce moyen singulier : en effet, les cail- « loux, en remplissant la cavité buccale, ajoutent un nouvel « obstacle à la prononciation, s'opposent comme corps méca-

« nique à la liberté des organes de la parole, et nécessitent « par conséquent des efforts beaucoup plus considérables, « que si on avait seulement à lutter contre un empêchement « naturel. Ces efforts prodigieux, résultats d'une vive excita- « tion cérébrale, d'une volonté ferme et prononcée, finissent « par faire acquérir aux muscles de ces parties une force su- « périeure que des exercices moins violents ne leur auraient « jamais donnée.

M. Voisin conseille d'y joindre la déclamation à haute voix. Pour se prononcer sur la valeur de cette méthode, il aurait fallu voir des personnes bègues traitées de cette manière ; quant à moi j'ai essayé, et cela ne m'a conduit absolument à rien.

M. Serres d'Alais conseille une méthode, qu'il dit avoir employée dans deux cas, et qui lui aurait parfaitement réussi.

Lorsque le bégaiement est peu caractérisé, il engage la personne affectée de ce vice de la parole à prononcer brusquement et avec force toutes les syllabes, et à prolonger autant que possible les mouvements destinés à l'émission et à l'articulation des sons.

Lorsque le bégaiement est plus fort, il conseille d'associer à ces mêmes secousses de la voix, des mouvements des bras que le bègue pousse en avant à chaque émission du son, se fondant sur ce qu'il a observé, que si, pendant la production d'un son continu, on imprime aux bras des mouvements très-brusques, le ton se renforce au moment de la secousse, et diminue un instant après, pour se renforcer encore par une nouvelle secousse. Cette idée a semblé heureuse à Itard, et je ne puis douter qu'employée chez des personnes douées de bonne volonté, elle n'ait peut-être compté quelques succès qu'elle doit tout simplement à ce qu'elle fait parler les bègues en mesure. Je crois cependant qu'il est inutile d'essayer d'obtenir des guérisons par ce moyen, car on peut en employer un beaucoup plus simple, qui est la mesure, et c'est absolument la même chose.

« M. Cormack a proposé, dans les Annales de Milan et « dans l'Observateur de Naples (1830), de contraindre le bègue « avant de parler, d'exécuter une profonde inspiration, et de « répéter ensuite successivement tous les sons qui entrent « dans la composition d'un mot, un à un durant le temps de « l'expiration (Compendium, page 527, tome 1). Cette mé« thode ajoutent les auteurs du Compendium, a été perfection« née plus tard, de telle sorte qu'elle constitue aujourd'hui « l'une des bases du traitement du bégaiement.

Cette réflexion est fort juste, et nous démontrerons plus bas que, de même que la méthode Colombat, elle consiste dans la réunion des deux moyens suivants: inspirer et parler en mesure, ou si l'on préfère, en marquant les syllabes dans le deuxième temps ou l'expiration. L'emploi de ces moyens, a-t-il été suivi de succès, je l'ignore; mais devant y insister plus loin, et avec beaucoup plus de détails, je me contente seulement de les indiquer ici.

M. Hervez de Chégoin dont j'ai rapporté plus haut l'opinion, et qui fait consister le bégaiement dans la brièveté de la langue, explique ainsi le traitement qu'il conseille contre cette affection.

« J'examine d'abord avec un soin minutieux la conforma« tion de la langue, dans le lien qui la fixe à la paroi in« férieure de la bouche. Je m'assure si la pointe peut exécuter « avec facilité le mouvement de renversement sur sa face, « et de combien la langue peut s'allonger au-delà des arca« des dentaires. Cet examen sert à fonder les espérances plus « ou moins grandes de succès, et à reconnaître l'espèce de « vice de conformation auquel il s'agit de remédier.

« Si je juge que la cause du bégaiement a son siége dans le « frein, j'en fais la section. »

Plus loin : « Quand la brièveté de la langue dépend du

« tissu charnu lui-même, on pense bien qu'il n'y a rien à re« trancher, mais à ajouter si cela est possible. Je n'ai point » encore d'expérience fondée à cet égard ; mais le raisonne« ment fondé sur ce qui précède, m'a conduit à penser qu'un « corps étranger, une lame d'argent par exemple, qui dou« blerait les arcades dentaires, et les rapprocherait ainsi de « la langue qu'on ne peut point allonger, aurait un résultat « avantageux pour la prononciation de quelques syllabes. Je « dis quelques, parce qu'il en est qui se forment par les mou« vements de la langue en arrière, lesquels mouvements « sont aussi empêchés par son vice de conformation.

« Dans tous les cas, après la section du filet, il faut que les « bègues s'étudient longtemps et souvent à prononcer lente« ment et distinctement toutes les syllabes, en affectant de « répéter celles qui les ont arrêtés. En un mot, ils doivent « commencer par prononcer séparément chaque syllabe ; « mais comme la difficulté ne paraît que quand il faut les « lier, c'est à cette jonction surtout qu'ils doivent s'appli« quer en forçant les mouvements de la langue, afin qu'en « faisant avec effort plus qu'il ne faut, elle arrive à se mou« voir convenablement sans aucun travail. » (Mai 1830 ; Journal Général de méd.).

On peut voir par le passage qui précède, et surtout par la dernière partie, que M. Hervez de Chégoin ne borne pas les moyens qu'il propose contre le bégaiement à la section du filet, mais qu'il donne aussi des conseils très-sages, relatifs aux exercices qu'il faut faire faire aux bègues. Les engager à prononcer séparément chaque syllabe, c'est les faire parler en mesure, c'est déjà indiquer les moyens qui, plus tard ont été employés avec avantage dans un certain nombre de cas. Si on a obtenu quelques succès avec la méthode de M. Hervez, c'est plutôt à l'aide de ces moyens que par l'opération chirurgicale qu'il conseille.

L'examen de l'opinion de M. Hervez, et du mode de traitement qu'il emploie nous conduit à étudier les moyens proposés par les myotomistes, et il est d'autant plus de mon devoir de discuter cette question, que beaucoup de succès ont été annoncés, et qu'il n'y a point encore eu de réfutation sérieuse des nombreuses guérisons qu'ils disent avoir obtenues.

M. Dieffenbach, pour faire cesser *l'innervation vicieuse* (j'ai expliqué plus haut ce qu'il entendait par là), a successivement essayé trois méthodes différentes, qui toutes ont pour but la section transversale des muscles de la base de la langue. Ces trois méthodes sont :

« 1° La section horizontale transverse de la racine de la « langue.

« 2° La section sous-muqueuse transversale de la racine de « la langue, avec conservation de la muqueuse.

« 3° La section horizontale de la racine de la langue, avec « excision d'une pièce triangulaire dans toute sa longueur et « dans toute son épaisseur.

« C'est particulièrement sur cette dernière méthode, dit il, « que j'avais fondé le plus d'espérance de succès, beaucoup « plus que sur les deux autres, parce qu'elle avait pour résul- « tat le raccourcissement de la langue, et qu'elle lui procu- « rait la facilité de se porter à volonté contre la partie supé- « rieure de la cavité buccale, mouvements qu'on cherche « surtout à développer dans les leçons que les bègues reçoi- « vent pour se corriger de ce défaut.

M. Dieffenbach employa ces trois méthodes dans les cas suivants.

La troisième chez deux malades qui, dit-il, furent complétement guéris du bégaiement.

La première, chez un malade qui ne fut qu'amélioré.

La seconde, chez un malade qui guérit.

Les obstacles contre lesquels M. Dieffenbach eut à lutter, furent les suivants : 1° la difficulté du manuel opératoire ; 2°

le gonflement de la langue et la gêne de la déglutition ; 3e les hémorrhagies. Voici du reste de quelle manière il juge lui-même sa méthode et ses dangers.

« Quant à ce qui concerne les indications de cette opéra-
« tion, elles sont beaucoup plus difficiles à déterminer dans
« les cas particuliers que celle du strabisme. L'importance
« d'une si grave opération, les dangers qui peuvent en résul-
« ter, la perte de la langue par la gangrène ou par une très-
« forte suppuration, ou même par la maladresse d'un assistant
« qui peut facilement la déchirer, sont autant de considéra-
« tions qui demandent à être mûrement pesées, et qui, jointes
« à la difficulté qu'elle présente, empêcheront des opérateurs
« peu exercés de la tenter. Dans ces derniers jours, j'ai opéré
« quatorze bègues en enlevant une pièce triangulaire dans la
« langue ; chez tous, le bégaiement a entièrement cessé.

Plus loin : « J'ai opéré jusqu'à dix-neuf personnes, dont
« plusieurs sont encore en traitement ; toutes me font espérer
« un résultat satisfaisant. »

Tout ceci est extrait d'une lettre adressée par M. Dieffenbach à l'Académie des sciences, et publiée en outre dans la *Gazette Médicale*, le 13 mars 1841. J'ai omis à dessein le manuel opératoire, et je renvoie à cet article les personnes qui désireraient pratiquer cette opération.

Voici maintenant l'opinion de M. Amussat et le traitement qu'il conseille contre le bégaiement. Je transcris ses paroles, afin de ne point être accusé de prêter aux myotomistes des opinions qu'ils n'ont point (Acad. des sciences, séance du 15 mars 1841. *Gazet. Méd.*, 20 mai 1841, p. 189).

« Je crois avoir indiqué le premier que la cause du bégaie-
« ment résidait le plus souvent dans le défaut de conforma-
« tion ou dans l'excès de contraction des génio-glosses, et que
« la langue était presque toujours raccourcie, rétractée ou mal
« conformée. C'est cette idée, confirmée depuis par les faits

« nombreux que j'ai observés, qui m'a conduit au procédé que « j'ai imaginé.

« Les bègues que j'ai opérés jusqu'à présent sont au nom- « bre de trente-trois. Sur ce nombre trois femmes seulement « étaient affectées de bégaiement. Les autres résultats statis- « tiques que j'ai obtenus ne sont pas encore appuyés sur un « assez grand nombre de faits pour que j'en puisse tirer des « conclusions rigoureuses. En attendant, je dirai cependant « que chez quelques bègues l'hérédité et les convulsions dans « l'enfance peuvent être considérées comme cause de leur « infirmité.

« Les résultats que j'ai obtenus par la section des muscles « génio-glosses sont tout-à-fait satisfaisants; ils sont survenus « quelquefois immédiatement après l'opération ; d'autres fois « l'amélioration ne s'est manifestée qu'au bout de quelques « jours. Parmi les bègues que j'ai opérés, il en est un certain « nombre chez lesquels on trouverait difficilement des traces « du bégaiement dont ils étaient affectés ; chez d'autres, les « résultats ont été moins complets. Enfin sur six bègues, le « premier temps de l'opération, c'est-à-dire la section com- « plète du filet de la muqueuse et des tissus fibreux jusqu'aux « muscles, a suffi pour faire cesser le bégaiement.

« Il survient quelquefois, pendant et après l'opération du « bégaiement, un accident sur lequel j'ai déjà insisté, c'est-à- « dire l'hémorrhagie. Pour le faire cesser, j'emploie l'eau « glacée en injections, ou des plumasseaux de charpie mélan- « gés avec de la glace pilée en petits morceaux, je joins à ces « moyens la compression avec deux doigts de chaque main « placés dans la bouche sur la charpie, et prenant un point « d'appui avec les pouces sous le menton et en arrière.

« Une seule fois j'ai été obligé, à cause de la persistance de « l'hémorrhagie, d'avoir recours à un corps dur que j'ai placé « sur la charpie, en faisant serrer les dents. Si ces moyens ne « suffisaient pas, il faudrait employer les styptiques et même le

« fer rouge. Du reste, dans les cas ordinaires, j'ai renoncé aux « styptiques et à l'eau de Rabel qui m'ont paru augmenter « l'inflammation. »

M. Bonnet de Lyon (*Gazett. Méd.*, nos des 4 et 11 décembre 1841), partant des idées qui lui sont propres et qui consistent surtout dans la supposition de la brièveté trop grande du tissu de la langue, conseille la section sous-cutanée des muscles génio-glosses.

« Ma méthode actuelle, dit-il, consiste donc :

« 1° Dans la section du génio-glosse par la méthode sous-« mentale, à son insertion aux apophyses géni.

« 2° Dans la section de son aponévrose latérale et le décol-« lement des tissus sous-muqueux, à son insertion à la « mâchoire.

« 3° Dans le refoulement du muscle en arrière.

« Toutes ces opérations sont faites avec un seul instrument, « successivement les unes après les autres et de manière à « n'arriver aux dernières que lorsqu'on s'est assuré que les « premières sont insuffisantes (Voy., pour le manuel opér. « le numéro du 11 décembre, p. 789). »

Comme phénomènes consécutifs, M. Bonnet signale : une salivation abondante ; dans d'autres cas, la formation d'un épanchement sanguin au-dessous de la membrane muqueuse de la bouche entre la langue et la mâchoire, épanchement quelquefois assez considérable pour soulever la langue et gêner la déglutition et la respiration.

Dans trois cas il a observé un état plus grave ; il y eut un soulèvement complet de la langue, dont la pointe était repoussée vers la partie de la voûte palatine, ce qui causait une gêne extrême de la déglutition avec menace de suffocation.

M. Bonnet a pratiqué cinquante-sept fois l'opération qu'il conseille ; il ne donne toutefois dans son mémoire que le résumé des quarante-deux premières qu'il a faites ; car, au commencement surtout, dit-il, il confondait les bégaiements par obstacle à la respiration, avec ce qu'il appelait les bégaiements véritables, et qui sont dus suivant lui à une certaine difficulté dans les mouvements de la langue. M. Bonnet a tort à mon avis de se plaindre d'avoir fait cette confusion, car on ne peut établir cette distinction ; et la deuxième cause qu'il assigne au bégaiement n'est, la plupart du temps, comme je l'ai démontré, qu'une conséquence de la première. Quoi qu'il en soit, voici le résumé de cette statistique de quarante-deux cas.

« Deux fois l'opération a été pratiquée chez des malades « qui n'étaient pas affectés de bégaiement véritable, mais « dont la parole était confuse, difficile à comprendre : le ré- « sultat a été nul.

« Quatre fois elle a été faite sur des malades dont le vice de « la parole dépendait d'une gêne dans les mouvements res- « piratoires, et surtout dans l'expiration qui était arrêtée « brusquement au commencement et au milieu des mots ; « chez deux de ces malades il n'y a pas eu de changement, et « si deux autres ont éprouvé une amélioration assez marquée, « il faut l'attribuer sans doute à ce qu'il y avait, avec la gêne « dans la respiration, une difficulté dans les mouvements de la « langue.

« Six malades, âgés de 31 à 42 ans, n'ont retiré aucun avan- « tage de l'opération.

« Sur les trente qui restent et qui étaient âgés de 16 à 31 « ans, 9 ont été complétement guéris, douze ont éprouvé des « améliorations très-grandes, deux des améliorations médio- « cres, et sept n'ont retiré de l'opération aucun résultat « avantageux ; de telle sorte que dans les bégaiements véri- « tables des personnes qui avaient moins de 31 ans, j'ai ob- « tenu des résultats avantageux dans plus des deux tiers « des cas.

Plus loin (p. 792), M. Bonnet dit : « J'attribue la moitié de « ces insuccès à l'âge; quant à l'autre, j'en ai longtemps cher- « ché la raison. Elle peut venir de ce que d'autres muscles

« ou d'autres aponévroses que ceux qui ont été coupés, main-
« tenaient la langue dans une position vicieuse; mais je suis
« plus disposé à penser aujourd'hui que j'ai cru avoir affaire
« à des bégaiements linguaux, lorsque la gêne de la respira-
« tion y jouait un grand rôle. » J'ai déjà dit que cette distinction n'était pas réelle, et ne pouvait être faite.

Telles sont les opinions des principaux chirurgiens qui se sont occupés de la section des muscles génio-glosses dans le bégaiement; il est inutile d'augmenter le nombre des citations, car ce serait retomber dans des redites continuelles. Il s'agit maintenant de dire notre opinion à ce sujet.

Je repousse formellement cette opération ou ces opérations, pour trois raisons :

1° Parce que la cause pour laquelle elles sont faites n'est pas réelle, et par conséquent parce que l'opération est sans but. Je me suis déjà assez étendu sur cette raison pour qu'il soit inutile d'y revenir ici.

2° Parce que les succès obtenus, ou plutôt qu'on a prétendu obtenir, ne sont pas réels.

3° Parce qu'en supposant les succès véritables, l'opération offrirait trop de dangers, et compromettrait même trop la vie pour qu'on soit tenté de la subir pour une simple infirmité. Entrons dans quelques détails relativement à ces deux dernières et puissantes raisons.

Les succès qu'on a prétendu obtenir ne sont pas réels.

Qu'il y ait eu quelques améliorations momentanées, c'est ce qu'il n'est pas permis de nier. On a vu certains bègues s'exprimer avec facilité, les uns pendant quelques heures à peine, les autres plusieurs jours, d'autres enfin, peut-être, mais j'en doute, pendant quelques semaines. Ces améliorations n'ont pas été nombreuses : mais pourquoi et comment ont-elles eu lieu? Je ne saurais l'expliquer. Peut-être pourrait-on invoquer l'influence nerveuse exercée sur les bègues qui se sont mis à bien parler pendant quelque temps, parce qu'ils étaient persuadés qu'ils devaient s'exprimer avec facilité, après avoir été opérés ; ou bien la perturbation momentanée apportée dans l'innervation des muscles de la respiration et de l'articulation; peut-être aussi pourrait-on l'attribuer à la gêne que détermine l'opération et le travail de la cicatrisation, gêne qui oblige les malades à parler plus lentement ; c'est ce que je ne saurais dire; quoiqu'il en soit, ces améliorations en petit nombre ne se sont pas maintenues.

Souvent il n'y a pas eu même amélioration, et dans d'autres cas, elle ne s'est pas maintenue. Je puis le prouver : 1° par induction, 2° par des faits.

1° *Par induction.* Pourquoi, en présence de ces pompeuses annonces de guérison, de cette proportion énorme de succès, a-t-on abandonné rapidement toutes ces opérations ? Pourquoi n'en est-il plus question ? Pourquoi aucuns chirurgiens, et même ceux qui les ont le plus vantés, n'en pratiquent-ils plus, et même n'en parlent-ils plus ? Pourquoi enfin n'a-t-on pas reparlé surtout des bègues opérés, et n'a-t-on pas dit si leur guérison s'était maintenue? C'est que toutes ces guérisons ne s'étaient pas maintenues ou n'avaient point eu lieu ; et que ceux là même qui étaient convaincus qu'ils s'étaient trompés d'abord y avaient cru.

2° *Par les faits.* Je pourrais rapporter ici les opinions de beaucoup de chirurgiens ou de médecins qui ont pratiqué ou vu pratiquer ces opérations, et qui sont tout-à fait convaincus de leur inutilité; mais je ne veux parler ici que de ce que j'ai vu.

Sur douze ou quinze opérations que j'ai vu pratiquer par divers chirurgiens, deux fois seulement j'ai entendu les bègues s'exprimer avec plus de facilité, et même parler très-bien immédiatement après la section des génio-glosses. Leur guérison s'est elle soutenue ? je l'ignore, car je n'ai jamais pu savoir ce qu'ils étaient devenus ; quant à tous les autres, je n'ai constaté absolument aucune amélioration ; ils parlaient même, pour la plupart, plus mal qu'auparavant.

Depuis que j'ai fait connaître la méthode Jourdant, j'ai vu beaucoup de bègues qui sont venus me consulter, et parmi eux il en était un certain nombre qui avaient été opérés ; quelques-uns avaient éprouvé une amélioration momentanée ; d'autres n'en avaient éprouvé aucune, et tous parlaient aussi mal qu'auparaavant.

En supposant réels les succès qu'on a prétendu obtenir, on ne devrait pas tenter l'opération en raison des dangers qu'elle présente. Ces dangers sont, les hémorrhagies considérables, la gangrène, la suppuration abondante, la perte de la parole, enfin la mort ; accidents dont il n'a été fait aucune mention dans les journaux, et qui tous se sont présentés. J'ai toujours présent à l'esprit un malheureux enfant qui était dans les salles de chirurgie de l'hôpital des Enfants-Malades, que M. Guersant fils opéra pour un bégaiement médiocre ; et pendant plus de dix jours, les hémorrhagies se renouvelèrent continuellement et exigèrent plusieurs applications du fer rouge, on fut obligé de maintenir presque sans cesse dans la bouche des styptiques et de la glace (il prit aussi du seigle ergoté à l'intérieur); plus tard on eut à combattre un gonflement de la langue et du plancher inférieur de la bouche, gonflement qui détermina une gêne très-grande dans la déglutition et dans la respiration. Enfin, pendant plus de quinze jours, cet enfant fut véritablement entre la vie et la mort. Il fut un temps très-considérable à se rétablir, et ensuite il parlait certainement beaucoup moins bien qu'auparavant.

Telle est donc mon opinion relativement à la cure du bégaiement par la section des muscles génio-glosses, je considère cette section comme une opération mauvaise, inutile, et dangereuse ; je ne saurais toutefois mieux terminer, qu'en disant qne les opinions que j'ai exprimées ici sont celles de la plus grande partie du monde médical.

J'ai dit, en m'occupant de l'étiologie du bégaiement, que

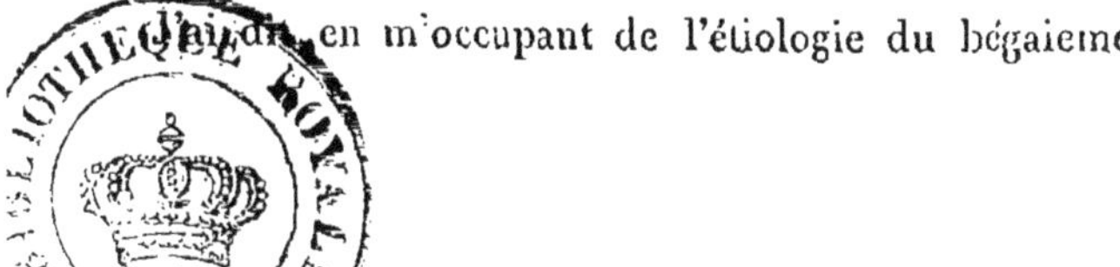

MM. Yearsley et Braid avaient conseillé la section de la luette et des amygdales pour guérir le bégaiement.

Cette opinion repose sur une base trop peu solide, pour que je prenne la peine de la discuter.

Avant d'en venir à l'exposé des deux méthodes gymnastiques les plus employées à notre époque, je puis encore citer les moyens proposés par Arnolt et Muller, pour guérir le bégaiement. Voici le pasage de ce dernier, relatif à la question qui nous occupe.

« Si les lèvres de la glotte étaient visibles comme celles de « la bouche, dit Arnolt, la nature du bégaiement ne serait « pas restée si longtemps couverte d'un voile. La glotte se « ferme de temps en temps chez l'homme qui bégaie ; il s'agit « de faire perdre cette habitude à la nature par l'exercice. Ar« nolt propose de faire unir tous les mots en un seul, par des « intonations intercalées jusqu'à l'épuisement de l'haleine. Ce « moyen est bon, mais il ne suffit pas, puisque l'obstacle prin« cipal existe la plupart du temps dans l'intérieur même des « mots, et tient aux mouvements associés que réclament cer« taines articulations. Si j'avais une méthode à proposer pour « la guérison du bégaiement, outre le procédé d'Arnolt, j'em« ploierais le suivant : je ferais au sujet des écritures dans les« quelles il ne se trouverait aucune consonne aboslument « muette ou explosive, (b, d, g, p, t, k, q, c dur), ces écritures « ne contiendraient que des phrases, dans la composition des« quelles il n'entrerait, outre les voyelles, que des consonnës « susceptibles d'intonation concomitante (f, x, sch, s, r, l, m, n, « ng) ; je ferais une loi de prononcer toutes ces lettres avec « intonation, et de les traîner très-longtemps. De là résulte « une prononciation dans laquelle l'articulation est constam« ment accompagnée d'intonation de manière que la glotte ne « se trouve jamais complétement fermée. Une fois le sujet bien « exercé à tenir sa glotte ouverte sans interruption, mêmc « entre les mots, comme le conseille Arnolt, à ne jamais la

« fermer pendant et après chaque consonne et chaque voyelle,
« on pourrait passer à la consonne muette h et aux consonnes
« explosives, car parvenu là, il sait déjà de quoi il s'agit. Le
« procédé de Mme Leigh est d'un empirisme aveugle : ni le
« maître, ni l'élève ne savent ce dont il est question.

Nous avons démontré, en nous occupant de rechercher la cause première du bégaiement, que la théorie d'Arnolt ne pouvait être admise, attendu que dans cette affection c'était l'articulation des sons qui était viciée et non pas la voix, et que c'était par conséquent une hypothèse que de supposer que le bégaiement fût dû à une affection spasmodique de la glotte. Le traitement proposé par Arnolt et Muller repose donc sur une base fausse, et l'explication qu'ils donnent des moyens qu'ils conseillent, et qui consistent à faire maintenir aux bègues la glotte dilatée, n'est guère plus admissible ; de ce qu'ils ne sont pas rationnels, on ne peut tirer la conséquence qu'ils ne doivent pas nécessairement réussir. Pour se prononcer à cet égard, il eût fallu voir des bègues traités par ce moyen. Nous resterons donc dans le doute.

DEUXIÈME PARTIE.

EXAMEN DES MÉTHODES MALBOUCHE ET COLOMBAT.

1° *Méthode de Mme Leigh, dite méthode Malbouche.*

Mme Leigh, des États-Unis, se trouvant dans une position assez malheureuse, fut accueillie par une personne dont la fille se trouvait affectée de bégaiement : désirant prouver sa reconnaissance, elle réfléchit longtemps au vice de langage que présentait la jeune personne auprès de laquelle elle se trouvait, et finit par imaginer un procédé de gymnastique vocale à l'aide duquel elle la guérit. Elle avait remarqué que dans l'instant ou un bègue hésitait, sa langue était placée dans le bas de sa bouche, au lieu d'être appliquée contre la voûte palatine, position qu'elle prend ordinairement chez les personnes qui s'expriment facilement. Elle pensa donc qu'en conseillant au bègue de relever la pointe de la langue et de l'appliquer contre le palais, elle pourrait faire disparaître le bégaiement. Le procédé qu'elle imagina consistait à faire parler les personnes qui en sont affectées, en leur faisant tenir la pointe de la langue appliquée au palais. Il paraît qu'elle guérit, par ce moyen, un certain nombre de personnes, mais que la parole ne devenait ni pure ni facile, et que la prononciation était empâtée.

M. Malbouche, qui importa en France le procédé de Mme Leigh, désireux d'y attacher son nom, y fit quelques modifications, et le présenta à l'Académie des sciences. Ainsi corrigée et présentée, cette méthode fut l'objet d'un rapport favorable de MM. Duméril et Magendie, et ce dernier fit connaître (1830), dans l'article Bégaiement du Dictionnaire de médecine en 15 volumes, les moyens employés par Mme Leigh, et dont j'ai parlé plus haut, ainsi que les modifications qu'y apporta M. Malbouche.

J'ai déjà dit que ce dernier reconnaissait trois espèces principales de bégaiement : 1° bégaiement d'avant, résultant de la difficulté des mouvements d'avant de la langue ; 2° bégaiement d'arrière, dû à la difficulté des mouvements d'arrière ou de rétraction de cet organe ; 3° enfin bégaiement de haut, dû à l'imperfection de ses mouvements d'élévation. En examinant ces trois espèces bien différentes l'une de l'autre, on doit croire, *à priori*, qu'il faut une gymnastique vocale particulière pour corriger et faire disparaître chacune d'elles; mais il n'en est rien, et une seule méthode est destinée à les guérir toutes. Cette unité de méthode est un argument de plus à ajouter à ceux que j'ai déjà donnés pour démontrer combien est fausse la théorie du bégaiement donnée par M. Malbouche, et par conséquent la base de sa classification.

Voici du reste sa méthode, qui, j'ai encore besoin de le répéter ici, n'est point secrète, et dont M. Malbouche revendique, comme un de ses principaux titres, l'honneur de l'avoir publié (p. 33).

M. Malbouche s'occupe particulièrement des lèvres, qui par leurs mouvements irréguliers ou leur hésitation peuvent altérer la prononciation. Sa première règle est donc de recommander aux bègues de parler en retirant les lèvres de telle sorte que la bouche paraisse agrandie. Dans cette position elles ne doivent faire que trois sortes de mouvements : 1° d'arrière en avant ; 2° d'avant en arrière ; 3° d'écartement ou d'ouverture de la bouche. Dès que l'individu ne parle plus, il doit retirer les lèvres en arrière, et les laisser dans cette position jusqu'à ce qu'il recommence à parler. Il faut enfin que cette position soit celle à laquelle tendent toujours à revenir les lèvres pendant la parole.

Quant à la langue, au lieu d'imiter en tous points Mme Leigh, et de faire simplement porter la pointe de cet organe en haut contre la voûte palatine, M. Malbouche recommande d'élever la totalité de l'organe, et de l'appliquer contre la voûte palatine, en tâchant de la rétracter le plus possible. La méthode de M. Malbouche est exactement la même pour tous les cas de bégaiement ; elle nous montre combien il était inutile d'insister aussi fortement qu'il a fait, sur la distinction de diverses espèces de bégaiement.

Voici, du reste, la manière dont M. Magendie s'exprime à cet égard : « Enfin, il veut, ce qui semble fort logique, que l'on « traite le bégaiement par des procédés distincts ; cependant « dans le mémoire que j'ai maintenant sous les yeux, et dont « je vais extraire les points principaux de la thérapeutique « du bégaiement, il me paraît qu'il y a plus d'empirisme que « l'auteur ne semble le croire. »

Cette méthode, d'après ce que j'ai dit en traitant de la

cause première du bégaiement, n'est point déduite d'une théorie ou d'une explication rationnelle ; il s'ensuit qu'elle est toute empirique. Elle ne doit pas toutefois être rejetée sans discussion, et on doit d'abord se demander si elle a guéri des bègues.

Par le raisonnement, on peut admettre la possibilité de ces guérisons, et même les expliquer. D'abord la rétraction des lèvres en arrière est une excellente chose, et si ce n'est la grimace qu'elle fait faire aux bègues, je crois qu'elle seule peut souvent améliorer, et quelquefois même faire disparaître leur vice de langage.

Avant d'avoir lu M. Malbouche avec toute l'attention que j'ai dû apporter pour rédiger ce traité, j'avais déjà [remarqué, il y a quelques années, que je m'exprimais beaucoup plus facilement en retirant les lèvres en arrière. Dans une lettre adressée à l'Institut, à propos de la méthode Jourdant, j'avais même revendiqué pour moi cette observation ; mais la lecture de la méthode de M. Malbouche m'a convaincu que j'étais dans mon tort. Je faisais, du reste, observer dans cette même lettre, qu'on serait toujours obligé de renoncer à ce moyen, en raison de l'obligation où l'on était d'y songer sans cesse, et surtout de la grimace qu'elle faisait faire.

Revenons à la méthode Malbouche. On peut encore s'expliquer que des guérisons aient eu lieu, parce qu'en obligeant les bègues à parler très-lentement, il en résultait un obstacle à la libre sortie de l'air expiré en pure perte. Cette lenteur de la prononciation s'oppose du reste par elle seule à cette sortie anticipée de l'air expiré que nous avons dit constituer le bégaiement, et fait bien parler beaucoup de bègues. Voici plusieurs raisons qui peuvent expliquer la réalité des guérisons. Mais ces dernières ont-elles véritablement eu lieu ? Je n'en sais rien, et ne puis dire ni oui, ni non. Ce que je puis affirmer, c'est que plusieurs des bègues qui sont venus me consulter à propos de la méthode Jourdant, m'ont dit avoir été traités sans succès par M. Malbouche.

Quoi qu'il en soit, je crois qu'on doit renoncer à cette méthode pour les raisons suivantes : 1° elle est difficilement applicable ; 2° il faudrait une force de volonté bien grande pour l'employer sans cesse; 3° il est bien difficile d'en contracter l'habitude ; 4° enfin, et surtout, la manière de parler qui en résulte est tellement embarrassée, difficile et empâtée, qu'elle est presque aussi désagréable que le bégaiement.

Méthode de M. Colombat.

Une méthode qui a fait autant de bruit que celle de M. Malbouche, est celle dont je vais maintenant m'occuper. D'après ce que j'ai déjà eu occasion de dire, elle n'est point logiquement déduite de l'explication du bégaiement donnée par ce médecin; explication que j'ai démontré n'en pas être une : on peut tout au plus l'y rattacher, en disant que l'ensemble des moyens qu'il conseille est destiné à régulariser l'action viciée du système nerveux qui constitue le bégaiement. Mais cela est-il encore bien clair? Quoi qu'il en soit, rationnelle ou empirique, examinons cette méthode dont l'application compte certainement quelques succès.

Le rhythme est une des bases de sa méthode curative de traitement; mais en général, il n'est avantageux que dans le milieu des phrases, et lorsqu'on est parvenu à articuler les premières syllabes, qui décèlent le plus ordinairement l'infirmité des bègues (1).

Avec le rhythme, dit-il, «nous avons trouvé un moyen très-

---

(1) On observera que je me sers autant que possible des expressions de l'auteur, sans toutefois transcrire complétement son texte.

« simple, qui est facilement applicable, et qui souvent suffit « dans les variétés du bégaiement labio-choréique. Ce moyen « consiste à parler en écartant les commissures des lèvres, de « telle sorte que ces organes soient tendus à peu près comme « dans l'action de rire ».

Plus loin : « Les bégaiements gutturo-tétaniques sont com- « battus par un autre ordre de moyens, c'est-à-dire par une « espèce de gymnastique *pectorale*, *laryngienne* , *gutturale* , « *linguale*, et *labiale*. Cette gymnastique consiste à faire une « légère inspiration, et à refouler en même temps la langue « dans le pharynx, en portant la pointe renversée de cet or- « gane vers le voile du palais, en même temps qu'on écarte « transversalement les commissures des lèvres, comme nous « l'avons indiqué dans les variétés choréiques.

Pour mieux faire parler en mesure les bègues qu'il traite, il leur fait suivre une espèce de métronome qui bat la mesure, et auquel il a donné le nom de *muthonome*. On peut du reste se servir tout aussi bien du métronome de Maelzel, dont il ne diffère pas sensiblement.

« Nous ne saurions trop répéter que c'est surtout sur la « mesure, que les bègues doivent insister et appeler le plus « leur attention ; ils doivent également tâcher de parler len- « tement, et de laisser un intervalle égal entre chaque syl- « labe, en conservant les inflexions naturelles de la voix afin « d'éviter la monotonie d'un langage mesuré, et toujours « sur le même ton.

« L'ensemble des moyens orthophoniques que nous ve- « nons de signaler constitue une gymnastique vocale qui a « l'avantage d'agir tout à la fois physiquement et morale- « ment. En effet, elle agit physiquement sur tous les muscles « de la respiration, sur les poumons, sur le larynx, et parti- « culièrement sur la glotte, sur la langue, snr les lèvres, enfin « sur tout l'appareil vocal.

« L'inspiration faite comme nous l'indiquons, a pour but

« de faire cesser la constriction spasmodique des cordes voca« les, en ouvrant la glotte en même temps qu'elle sert à dis« tendre la poitrine par une grande quantité d'air, de ma« nière à ce que ce fluide ne s'échappe des poumons que « pendant une expiration lente, qui doit avoir lieu graduel« lement et seulement pour fournir le son vocal. Ainsi que « nous nous en sommes souvent assurés sur le cadavre, et « comme tout le monde peut le vérifier sur soi-même, en por« tant un doigt sur la saillie dite *pomme d'Adam*, la position « de la langue rétractée et refoulée dans le pharynx, et sa « pointe relevée fait cesser le resserrement de la glotte, laisse « les cordes vocales dans le relâchement, et par conséquent « permet à l'air de sortir facilement.

Plus loin : « Cette gymnastique vocale peut agir moralement; « ainsi la mesure qui exerce si bien son heureuse influence « sur tous nos organes en régularisant leurs mouvements, fixe « l'attention des bègues, conjointement avec toutes les autres « parties de notre méthode curative, et devient par cela « même une idée accessoire, qui, jointe à l'idée principale qui « fait le sujet dont on parle, doit nécessairement ralentir l'é« mission de cette dernière, et mettre l'influx nerveux qui « suit la pensée plus en harmonie d'action avec la mobilité « relative de tous les organes vocaux.

Je ne parle pas ici d'un instrument conseillé dans quelques cas par M. Colombat, et auquel il a donné le nom de *refoule-langue*. Il est destiné à remplir exactement le même but que la fourchette mécanique de M. Itard, qu'il était par conséquent inutile de modifier. Je ne considère, du reste, ni l'un ni l'autre de ces instruments comme utile et même comme applicable pour la cause du bégaiement.

Après avoir exposé cette méthode générale de traitement, M. Colombat examine de quelle manière elle doit être modifiée pour la guérison de chacune des espèces de bégaiement qu'il a admises. Nous ne nous occuperons point ici de ces modifications, car cette exposition serait inutile pour deux raisons: 1° parce que cette distinction ne sert à rien dans la pratique, et que quel que soit le bégaiement dont on soit affecté, le médecin dont nous parlons traite tous les bègues de la même manière ; 2° parce que la lecture attentive de la combinaison de moyens qu'il conseille pour chacune de ses espèces (page 387 et suivantes), montre que c'est toujours la même méthode. Je dirai exactement la même chose du mécanisme artificiel des lettres (page 376 et suivantes); qui est peut-être une jolie chose en théorie, mais qui n'est jamais employé dans la pratique.

Avant de juger cette méthode, nous croyons devoir faire une observation qui est plus importante qu'elle ne le paraît au premier abord. C'est que l'inspiration conseillée par M. Colombat n'est point un acte naturel et physiologique ; ce n'est plus l'inspiration automatique que fait toute personne qui veut parler, avant de commencer une phrase, l'inspiration dont elle n'a pas la conscience, et dont elle ne s'aperçoit que dans le cas où on lui fait observer qu'elle inspire avant de parler. C'est en quelque sorte une inspiration sur-ajoutée, ou au moins faite dans d'autres conditions, que l'inspiration normale automatique ; car elle est plus énergique et exige un certain effort de mémoire, ainsi que la mise en jeu d'une puissance inspiratrice plus énergique. Bien plus, ces inspirations sont plus multipliées, plus fréquentes que dans l'état normal, comme on peut le voir d'après les exemples suivants pris dans l'ouvrage de ce médecin.

Pour la phrase: Bonjour monsieur ; comment vous portez-vous? Voici comment il place les inspirations (page 390).

Inspiration. inspir. inspir. inspir.
Bon-on-on .... jour mon-sieur .... co-o-o .... ment vous por-tez-vous.

Une personne qui parle naturellement ne fera qu'une inspiration au lieu de quatre.

Ailleurs (page 301): A vaincre sans péril, on triomphe sans gloire.

Inspiration inspir.
A vain-cre sans pé-ril ...... on tri-om-phe sans gloi-re.

On pourra peut-être me dire qu'il s'agit seulement de deux espèces: le bégaiement gutturo-tétanique muet, et le bégaiement gut.-tétan.-canin de cet auteur; mais je répondrai que, dans la pratique, l'application de la méthode est toujours la même, et que tout bègue traité par cette méthode fait des inspirations plus fortes, ou au moins dont il a la conscience, et plus fréquentes que dans l'état normal.

Tout ceci posé, nous pouvons donner notre opinion relativement à cette méthode.

La série de moyens conseillés par M. Colombat constitue, on ne peut le nier, une méthode complète que l'on peut résumer de la manière suivante : tout bègue ou plutôt la plupart des bègues peuvent guérir, par l'emploi simultané et combiné convenablement de quatre moyens : 1° la rétraction des lèvres en arrière, et par conséquent l'élargissement de l'ouverture buccale; 2° la rétraction et l'application de la pointe de la langue contre le palais, coïncidant avec le moyen suivant; 3° l'inspiration; 4° la parole en mesure.

La première question à poser est celle-ci :

Ces moyens ont-ils été découverts par M. Colombat ? Non; aucun d'eux n'était-il connu auparavant? Nous pouvons répondre : il n'y a pas découverte, tous les moyens étaient déjà bien connus ; et voici comment on peut le démontrer :

1° La rétraction des lèvres en arrière a été signalée surtout par M. Malbouche. C'est un de ses principaux moyens de traitement, et elle lui appartient, puisqu'il l'avait décrite dans le mémoire qu'il présenta en 1827 à l'Académie des sciences, mémoire qui fit l'objet du rapport de M. Magendie que j'ai déjà mentionné. On peut comparer les passages que j'ai cités de M. Malbouche, sur la rétraction des lèvres, et ceux de

M. Colombat, pour voir qu'il s'agit exactement du même conseil.

Voici la phrase de M. Magendie que je rappelle : « Il re-« commande comme règle générale que les lèvres soient mo-« tivées, de manière que la bouche paraisse agrandie, etc., etc.

2° L'application de la pointe de la langue contre la voûte palatine, en même temps qu'on rétracte cet organe dans le pharynx, est tout simplement le moyen conseillé par Mme Leigh, et perfectionné par M. Malbouche; seulement, au lieu de faire parler les bègues pendant qu'ils ont la langue dans cette position, M. Colombat ne la leur fait prendre qu'avant de parler, et en même temps qu'ils pratiquent l'inspiration; son but, dit-il, est de favoriser l'ouverture de la glotte et la pénétration de l'air dans les poumons.

Aucune expérience précise, aucun fait anatomique ni physiologique, si ce n'est l'assertion de l'auteur, ne prouve que la position de la langue qu'il conseille remplisse ce but.

3° L'inspiration a été indiquée avant M. Colombat, dans les *Annales de Milan* et l'*Observateur de Naples* (1). Ce conseil est basé sur la remarque faite depuis longtemps, que beaucoup de bègues faisaient de fréquentes inspirations pendant qu'ils parlaient, pour suppléer à l'air qui s'échappait rapidement de leur poitrine. Quelquefois, en effet, ces inspirations sont nombreuses; et on en voit même plusieurs se succéder im-

(1) J'ai rapporté plus haut textuellement, et d'après le Compendium de médecine, le passage relatif à M. Cormack. Je dirai toutefois ici que je n'ai pu me procurer ce mémoire original; d'abord il n'existe pas dans les *Annales de Milan;* quant à l'*Observateur de Naples*, il n'y en a pas de collection à Paris, et je n'ai pu la consulter. D'un autre côté, M. Cormack n'est pas un médecin Italien, il est d'Édimbourg, et dans une bibliographie allemande, fort bien faite, où sont énumérés ses écrits, il n'y a absolument rien qui s'y rapporte, et il ne paraît pas qu'il se soit occupé du bégaiement. Je reste donc dans le doute à son égard.

médiatement, chacune étant toutefois suivie d'une expiration avant que le bègue ait pu prononcer quelques mots.

La mesure.—Sans être tout-à-fait la mesure, il est plusieurs des méthodes que nous avons passées en revue et qui consistaient à faire parler les bégues, d'une manière qui avait beaucoup d'analogie avec le rhythme. Telles sont celles de MM. Serres d'Alais (p. 87), Hervez de Chégoin (p. 87), Cormack (p. *idem*.). De plus, la plupart des personnes qui sont parvenues à se guérir elles-mêmes ont employé des moyens qu'on pourrait faire rentrer dans la mesure, ou au moins qui ont avec elle la plus grande analogie : telles que la déclamation lente et à haute voix, (Demosthènes et d'autres), le chant, l'habitude de parler en modulant sa voix comme dans les récitatifs de nos opéras, (cas cités par Dupuytren, Thénard). Il est incontestable que c'est la mesure qui, dans les méthodes que je viens de rappeler, ou dans les cas que j'ai cités, est la cause des succès qu'on a obtenus. C'étaient autant de jalons qui ont pu conduire M. Colombat à employer la mesure pure et simple qui constitue un moyen moins compliqué et plus susceptible de généralisation.

Enfin M. Colombat conseille de faire sortir l'air par une expiration lente et mesurée. Il remplit en effet ce dernier but, mais indirectement et par un mécanisme dont il est difficile d'expliquer le mode d'action. En effet, dites au premier bègue venu de parler de manière à ce que l'air sorte par une expiration lente et ménagée, non-seulement il ne comprendra pas, mais en supposant qu'il l'ait compris, il ne pourra y parvenir, car on ne lui enseigne pas les moyens de produire cette expiration lente et ménagée; si on lui dit au contraire de parler en mesure, alors cette expiration sera lente et ménagée, par cela même qu'il parlera doucement et en mesure. Quant à la cause de cet effet, nous l'ignorons; il n'y a donc pas non plus découverte dans ce conseil qui est simplement l'expression d'une conséquence de la mesure, conséquence du reste qu'on ne peut expliquer et dont on est loin de pouvoir se rendre maître à volonté.

Voici pour la découverte : mais de ce qu'il ne les a pas découverts, M. Colombat n'a-t-il pas eu le grand mérite de rappeler l'attention sur des moyens peu connus, peu répandus, de les avoir combinés ensemble, et d'avoir fait que ces moyens inutiles, s'ils eussent été mis en usage isolément, aient réussi employés simultanément ? C'est une autre question à laquelle je vais répondre, pour donner à M. Colombat les éloges qu'il mérite.

Des quatre moyens que conseille M. Colombat, trois peuvent être rejetés, et voici pourquoi.

1o La rétraction des lèvres en arrière facilite, il est vrai, la disparition du bégaiement, mais elle fait faire une telle grimace à ceux qui l'emploient, qu'on est toujours obligé d'y renoncer très-promptement.

2o La rétraction de la langue en arrière, et l'action de la porter contre le palais sont tout-à-fait inutiles, à mon avis du moins ; elle ne facilite point la parole, et presque tous les bègues auxquels on a conseillé de le faire, s'y astreignent peut-être un jour ou deux, mais ils y ont bien vite renoncé.

3o L'inspiration est quelquefois utile pour remplacer l'air qui manque aux bègues; mais on n'a pas besoin de la leur conseiller, ils la font instinctivement. Un grave reproche qu'on doit adresser à l'inspiration, c'est qu'elle fatigue beaucoup les personnes qui en font usage, et cause dans la poitrine un sentiment pénible qui les force presque toujours d'y renoncer. On comprend ces effets en se rappelant que ces inspirations sont plus fréquentes et plus fortes que dans l'état normal. Du reste, la rétraction des lèvres, la position de la langue et l'inspiration sont parfaitement inutiles quand on fait parler les bègues en mesure, car cette dernière seule suffit pour les faire parler sans hésiter et sans qu'on ait besoin de mettre en usage les trois premiers moyens.

Examinons donc maintenant la valeur de la mesure et son influence sur les bègues.

Je le dis franchement : de même que presque tout individu qui est affecté du bégaiement ne bégaie point en chantant, de même tout bègue s'exprime avec facilité quand on le force de parler toujours en mesure. Avant de développer ce fait remarquable, rendons justice à M. Colombat, et disons qu'il a rendu un véritable service aux personnes affectées de ce vice de la parole, en rappelant l'attention des médecins sur la mesure, en montrant son influence sur le bégaiement, et en constituant une méthode dont elle est la base principale et essentielle, et sous ce rapport il a mérité le prix Monthyon que lui a accordé l'Académie des sciences.

Toute sa méthode se réduit donc pour nous dans la mesure; et dans la suite de cet article, toutes les fois que nous citerons la méthode Colombat, nous n'entendrons parler uniquement que de la mesure; car, à notre avis du moins, elle n'a pas besoin de l'auxiliaire des trois autres moyens indiqués par lui pour produire tout l'effet désirable.

Je le répète ici encore une fois, tout bègue véritable, ou du moins la plupart, ne bégaient pas plus en parlant en mesure qu'en chantant. Ces deux effets s'accompagnent toujours, et si par hasard, ce qui est rare, un bègue ne peut chanter, la mesure sera sans influence sur le vice de langage dont il est affecté, et *vice versâ*.

Depuis l'annonce de la méthode imaginée par M. Jourdant, il est venu me voir un assez grand nombre de bègues, les uns n'ayant jamais subi de traitement, les autres ayant déjà été soumis à celui de M. Malbouche ou de M. Colombat. Ils parlaient plus ou moins mal; mais tous, les uns comme les autres, les plus bègues comme ceux qui l'étaient moins, parlaient bien dès que je leur disais, ou que je leur montrais (s'ils ne le savaient pas) la manière de parler en mesure. J'en ai vu dernièrement un qui avait été précédemment traité par la méthode dont je m'occupe maintenant : il resta un quart d'heure chez moi à faire des grimaces horribles et extrêmement pénibles pour lui et pour moi, je ne pouvais comprendre un seul mot de ce qu'il me disait ; je le priai de me parler en mesure, et immédiatement il me dit très-facilement : Mon-sieur, je viens chez vous pour ma dif-fi-cul-té de par-ler. Ces paroles étaient nettes et bien accentuées, il marquait la mesure avec son pouce.

M. Colombat a donc rendu service en insistant sur ce moyen, le constituant à l'état de méthode, et l'employant avec persévérance.

Il me reste maintenant, pour terminer ce que j'avais à dire sur cette méthode, à apprécier son influence générale sur les nombreux sujets qui y ont été soumis; c'est une question que je ne saurais traiter avec trop de ménagement, mais ces ménagements ne m'empêcheront pas de dire toute ma pensée.

Un grand nombre de bègues, qui ont été traités par cette méthode, ont renoncé aux trois premiers moyens, qui sont : la rétraction des lèvres ; la rétraction de la langue en arrière, en même temps que sa pointe était portée au palais, et l'inspiration. Les deux premiers parce qu'ils constituaient un moyen beaucoup trop assujettissant, et dont ils ne pouvaient se souvenir à tout instant ; le troisième, parce qu'il les fatiguait beaucoup. Je me suis trouvé, ainsi que beaucoup de bègues que j'ai connus chez M. Colombat, dans cette position.

Le quatrième moyen, c'est-à-dire la mesure, a souvent réussi pour l'instant; c'est-à-dire que tout le temps qu'on séjournait dans l'établissement, on était forcé de parler en mesure, et on parlait forcément avec facilité ; mais une fois sortis, il est arrivé à un grand nombre de retomber dans leur ancien défaut, et de parler souvent aussi mal qu'avant. Mais n'avait-on rendu aucun service à tous ces bègues? je suis loin de le dire, et je dois proclamer hautement qu'on leur en avait rendu un grand. La plupart, si ce n'est tous, connaissaient un moyen factice, artificiel il est vrai, mais moins pénible que leur infirmité, et à l'aide duquel ils pouvaient bien parler et s'exprimer avec facilité lorsque cela était nécessaire.

Y a-t-il eu des guérisons radicales? cela est possible; je ne puis ni le nier ni l'affirmer, car je ne le sais pas; mais j'en doute. Quant à moi, je me suis trouvé pendant douze ans dans la position de ces bègues dont je parlais tout-à-l'heure, et qui avaient à leur disposition un moyen de bien parler dans l'occasion. Quant à m'y habituer, jamais je ne l'ai pu, et malgré la persistance que j'y ai mise, le besoin que j'en avais pour me faciliter mes études, et plus tard la pratique de la médecine, jamais je n'ai pu bien parler sans y penser. Il fallait, pour m'exprimer facilement, que je pensasse à la manière dont je parlais, et que j'employasse la parole lente et en mesure. J'étais donc toujours aussi bien ou aussi mal guéri; or je crois que la plupart des bègues traités par le médecin que j'ai nommé sont dans ce cas, du moins tous ceux que j'ai connus à diverses reprises chez lui; et il y en avait à peu près une cinquantaine.

Nous venons de passer en revue les principales méthodes imaginées pour faire disparaître le bégaiement; nous allons maintenant exposer celle qui est le principal but de cet ouvrage, c'est-à-dire la méthode dite Jourdant.

TROISIÈME PARTIE.

Exposé de la méthode Jourdant.

Avant de commencer cet exposé, j'ai besoin de répéter ce que j'ai déjà dit dans l'introduction, c'est-à-dire que je ne veux point m'effacer complétement derrière l'auteur de cette méthode, ni traduire simplement ses idées dans le langage scientifique; cela ne serait point exact et ne m'aurait, du reste, convenu en aucune manière.

Sans aucun doute l'idée première, le fait même de la découverte par l'application de laquelle on guérit le bégaiement lui appartient; mais je puis, si je ne me trompe, revendiquer ma part dans les distinctions que j'ai faites des diverses espèces de bégaiement, les explications que j'en ai données, enfin dans les conseils dont j'ai entouré l'application de la méthode proprement dite. Ceci étant bien entendu, entrons immédiatement en matière.

L'exposé que nous allons faire ici comprendra trois parties qui seront : 1° l'étude des cas dans lesquels la méthode est applicable; 2° la description de la méthode elle-même ; 3° l'exposé d'un certain nombre de circonstances, sans l'observation desquelles cette méthode resterait la plupart du temps sans succès. Examinons successivement chacune de ces parties.

1° Des cas dans lesquels la méthode est applicable.

Avant de songer à traiter un bègue, il faut être bien certain qu'il bégaie, et qu'il n'est point affecté de quelque autre des vices de langage que j'ai passés en revue, et qui ont de l'analogie avec le bégaiement. Cette distinction est souvent facile : la blésite, le sessayement, le bredouillement, le grasseyement et le balbutiement sont des vices de langage tellement connus, qu'il est impossible de les confondre avec le bégaiement; aussi n'y insisterons-nous pas.

On pourra encore distinguer avec facilité du bégaiement le désordre de la parole qui est, dans quelques cas, le résultat de l'âge, celui qui est une des conséquences de la chorée, etc., etc. Tout cela n'est pas difficile; mais il n'en est pas toujours de même, et lorsqu'on examine un bègue, il y a toujours à résoudre plusieurs questions qui sont les suivantes :

1re *Question*. L'individu qu'on examine n'est-il pas affecté d'un vice de la parole qui est symptomatique d'une maladie du cerveau, ou bien qui a persisté après la disparition de cette dernière ? On pourra décider cette question en examinant s'il existe actuellement des signes d'une maladie du cerveau ou de ses membranes, ou bien si ces signes s'étant montrés à une époque antérieure ont disparu, en laissant à leur suite une difficulté de la parole qui n'existait pas avant ces maladies. Il est incontestable, et j'en ai observé pour ma part plusieurs cas bien tranchés, qu'un certain nombre de maladies du cerveau qui n'ont pas entraîné la mort, laissent à leur suite un certain embarras de la parole, qui peut exister seul, ou s'accompagner d'autres désordres de la myotilité (paralysies). Cet embarras peut diminuer, et non être réduit à peu de chose; mais lorsque cela arrive, c'est plutôt un bénéfice de la nature qu'un résultat du traitement; chez ces malades l'application de la méthode qui consiste à faire parler en mesure, reste tout-à-fait sans résultat ; ils ne peuvent chanter, et tous les moyens qu'on essaye ne sont pas suivis la plupart du temps de succès. La méthode Jourdant n'offre guère plus de chances que les autres, et n'est pas en général applicable à de tels cas.

La science ne possède pas de moyens pour traiter ces paralysies incomplètes des muscles de l'articulation des sons; tout est à faire à ce sujet, et la nature seule peut les diminuer ou les faire disparaître. Avant de les déclarer incurables, je crois cependant qu'on devrait essayer contre elles l'emploi des moyens qui sont ordinairement mis en usage contre les affections paralytiques (excitants, strychnine, électricité, etc., etc.), et encore supposons-nous, pour ce dernier cas, que la maladie du cerveau qui en a été le point de départ, la cause, ait disparu ou au moins ait été arrêtée dans sa marche. Si on s'apercevait que la difficulté de parler fût le résultat d'une affection toute locale, la paralysie du nerf facial, maladie bien facile à diagnostiquer, c'est elle qu'il faudrait traiter et combattre.

2e *Question. A-t-on affaire à une difficulté de la parole qui soit symptomatique d'mn vice de conformation de la langue, des lèvres, des parois buccales, ou des pharynx.*

Pour décider cette question : il faut examiner avec soin l'individu qui est soumis à l'observation, et on peut alors presque toujours remarquer que le vice de parole dont il est atteint n'est point tout-à-fait semblable au bégaiement. C'est plutôt une gêne, un embarras très-grand de la parole; et on ne constate point ces répétitions fréquentes des syllabes, ces efforts convulsifs des muscles de l'inspiration et de l'articulation, et surtout ces pertes d'air sur lesquelles j'ai tant insisté, tous caractères qui indiquent un véritable bégaiement. On procèdera ensuite à l'examen de la cavité buccale, et la plupart du temps, on pourra constater le vice de conformation. S'il est constitué par un bec-de-lièvre simple ou double, par une division congéniale du palais ou du voile du palais, on emploiera, si toutefois cela est possible, les moyens chirurgicaux, qui sont ordinairement mis en usage contre ces difformités. Si on observe un vice de conformation de la langue, si on la trouve trop grosse, trop épaisse ou trop courte, ou bien au contraire trop longue, je pense que, dans l'état actuel de la science, il faut le déclarer à peu près incurable. Si toutefois on désire, par la suite, faire de nouvelles tentatives relativement à la section des muscles génio-glosses, c'est dans des cas bien tranchés de vices de conformation de la langue qu'ils devront seulement être essayés, car tout autre moyen ne saurait réussir, et il vaudrait mieux alors employer un moyen douteux, que de n'en tenter aucun; mais je le répète encore ici, ces vices organiques sont beaucoup plus rares qu'on ne l'imagine.

3° *Question. A-t-on affaire à un vice de la parole, constitué par la répétition pure et simple de certaines syllabes?*

Cette question est plus difficile à décider que les deux autres, car le vice de parole dont je parle se rapproche beaucoup plus du véritable bégaiement; aussi lui accorderai-je quelques développements.

Lorsqu'un individu dont la parole est libre, ai-je dit plus haut, et surtout s'il est jeune, vit habituellement avec une personne bègue, il y aura quelques chances pour que, insensiblement, il en vienne lui-même à s'exprimer avec difficulté. On doit attribuer un tel résultat à l'influence instinctive de l'imitation, et alors il peut arriver de deux choses l'une : ou il contractera un véritable bégaiement, ou bien ce sera un vice de la parole tout particulier, dont j'ai déjà parlé plus haut, et qui consiste dans la répétition pure et simple, et plus ou moins fréquente d'un certain nombre de syllabes.

Il est en général facile d'établir la distinction des deux espèces, en se rappelant que dans le dernier cas il n'y a ni pertes d'air, ni mouvements convulsifs des muscles de la respiration ou de l'articulation. C'est la répétition simple et plus ou moins fréquente des syllabes ou des mots qui constitue toute l'affection. J'ai déjà eu occasion de constater quelques cas de ce genre, et je puis affirmer qu'il est assez facile de les reconnaître.

Pour faire disparaître ce vice de la parole, il existe un moyen assez simple, et qui, j'en suis certain, doit presque toujours être suivi de succès. Il s'agit d'empêcher les personnes qui le possèdent de persévérer dans leur mauvaise habitude. Voici de quelle manière on peut s'y prendre. Les individus qu'on veut traiter devront être en quelque sorte séquestré pendant plusieurs jours, et ne rester qu'avec la personne ou les personnes qui se sont chargées de les guérir. Ils devront prendre la ferme résolution de contribuer eux-mêmes à leur propre guérison, en faisant attention à la manière dont ils s'expriment, et en tenant un compte sévère des remarques qu'on pourra faire sur leur manière de parler. Tout ceci bien convenu, on leur recommandera d'éviter de faire des répétitions de syllabes ou de mots, et par cela seul qu'ils s'en occuperont, on s'apercevra bientôt que ces répétitions seront déjà moins fréquentes. S'ils viennent à en faire une, et qu'ils s'en aperçoivent, ils s'arrêteront immédiatement et recommenceront la phrase dans laquelle la répétition a eu lieu, en évitant toutefois de retomber dans la même faute. S'ils ne remarquent pas la répétition qu'ils ont faite, la personne ou les personnes qui seront avec eux leur en feront l'observation, et ils recommenceront immédiatement la phrase dans laquelle a eu lieu la répétition. En se conformant strictement et pendant plusieurs jours à suivre les conseils que je viens de donner, je ne doute pas que l'on ne parvienne la plupart du temps à faire disparaître ce vice de la parole, d'autant plus qu'il n'y a aucune affection dynamique comme dans le véritable bégaiement.

Nous venons de passer en revue les principaux vices de la parole qui ont de l'analogie avec le bégaiement, et nous avons donné les moyens de les diagnostiquer. Quant au bégaiement véritable, nous nous en sommes déjà assez occupés pour qu'il soit inutile de revenir sur ces caractères; je dirai seulement que c'est à lui que s'applique spécialement la méthode Jourdant que nous allons maintenant examiner.

Le bégaiement proprement dit, est dû, selon nous, à la sortie simultanée d'air expiré simplement, et de la parole; son point de départ peut être placé dans une affection dynamique des muscles de la respiration. Les pertes d'air qu'on observe chez les personnes qui en sont affectées, les mouvements convulsifs des muscles de l'articulation des sons, la difficulté très-grande de prononcer certaines syllabes, la répétition plus ou moins fréquente d'autres, ne sont, en général, que la conséquence de la sortie prématurée et intempestive d'air qui n'est pas employé à la formation du son et de la parole, sortie qui a lieu en même temps que ces derniers se produisent.

Pour guérir cette affection, il s'agit de faire disparaître la cause première, ou, si l'on veut, d'empêcher l'air de sortir en pure perte, et de faire ensorte qu'il soit tout entier employé à la formation du son et de la parole; il s'agit, en un mot, de retenir l'air qui s'échappe pendant qu'on parle. Jusqu'ici tout cela est très-clair, et on comprend que si telle est la cause du bégaiement, on doive en guérir en retenant cet air. Mais aussi comment pourra-t-on l'empêcher de sortir? C'est là précisément ce qu'il est très-difficile d'expliquer et que les personnes qui s'expriment comme tout le monde ne pourront peut-être pas parfaitement saisir. Chez ceux-ci, en effet, la parole normale est une fonction presque automatique. Ils parlent sans s'occuper de quelle manière, et sans penser au mécanisme qu'ils exécutent pendant ce temps. Aussi, en lisant cette description, je ne m'étonnerais pas que beaucoup de personnes ne soient prises d'un sentiment d'incrédulité, et ne puissent comprendre qu'un acte auquel ils n'ont jamais fait attention (l'expiration), pût être vicié de manière à produire le bégaiement; peut-être même concevront-ils encore moins qu'il soit donné à quelqu'un d'exercer sa volonté sur un acte aussi automatique que l'expiration Quant aux bègues, c'est tout autre chose : en leur indiquant que telle est la cause de leur affection, ils verront de suite qu'on est tombé juste; en examinant avec attention ce qui se passe chez eux, ils s'apercevront que telle est la cause de leur bégaiement, et ils comprendront la nécessité de cette retenue, parce qu'ils auront le sentiment qu'elle leur est nécessaire.

Cette exposition étant assez difficile, je supposerai pour la description que je vais faire, qu'il s'agisse de démontrer à un bègue la manière dont il doit s'y prendre pour bien parler; j'espère ainsi me faire mieux comprendre.

Lorsqu'on examine quelqu'un qui parle, on peut observer chez lui la série des phénomènes suivants : il fait d'abord une inspiration, il y a ensuite un petit silence extrêmement court et presque inappréciable. Puis, il commence à parler, et pendant tout le temps que dure l'émission de la parole, il n'y a aucun courant d'air expiré appréciable pour l'observateur, ou, pour me servir d'une expression moins scientifique, il n'y a aucun souffle. L'air est employé tout entier à la production de la voix et de la parole; pendant tout ce temps, la poitrine ne s'affaisse que très-lentement, parce que l'air sort lui-même avec lenteur. Pour observer la suite des phénomènes, on doit admettre deux cas : 1° l'individu cesse de parler quand la phrase est terminée, ou bien, 2° il continue.

1° *Il cesse de parler.* Si la phrase est courte, il n'aura pas épuisé tout l'air qui peut sortir de la poitrine par une expiration ordinaire: cet air, cependant, ne peut y rester, car il faut que l'expiration s'achève; aussi, après avoir terminé sa phrase, il le chassera par une petite expiration simple, puis il respirera ensuite comme à l'ordinaire. Si la phrase est plus longue, la quantité d'air destiné à une expiration sera employée toute entière à la formation de la voix et de la parole, et la personne qui parle arrivera à la fin, ayant employé justement tout l'air dont elle pouvait disposer. La plupart du temps, cependant, il en reste une petite quantité; aussi, la petite expiration terminale dont je parlais tout-à-l'heure est-elle presque insensible. Une fois la phrase terminée, il fera une nouvelle inspiration, puis la respiration continuera à se faire comme à l'ordinaire.

2° *Il continue de parler.* Dans ce cas, on observe exactement la même série de phénomènes, et nous ne pourrions que répéter la même chose; nous ajouterons seulement que lorsque une ou plusieurs phrases seront terminées, et que la quantité d'air disponible aura été employée à la formation de la parole, il recommencera la même série, c'est-à-dire qu'il fera une nouvelle inspiration, parlera de nouveau, et ainsi de suite. Il y a toutefois une chose importante à observer, c'est que cette quantité d'air disponible n'est jamais employée en entier par l'individu qui parle, il prend en quelque sorte ses précautions et fait une nouvelle inspiration avant qu'il ne soit tout-à-fait épuisé. Cette inspiration nouvelle est toutefois précédée d'une très-légère expiration qui termine la phrase ou le membre de phrase précédent, comme cela aurait eu lieu pour une phrase isolée. Voici donc, en résumé, comment un individu qui parle un peu longtemps dispose sa respiration : 1° inspiration, 2° légère pause, 3° parole, 4° expiration légère, puis de nouveau, inspiration, pause, parole, expiration légère, et ainsi de suite. Tout ce que je viens d'exposer est le résultat d'une analyse exacte de la parole, et bien que délicate, elle n'en est pas moins vraie. Toute personne qui voudra le constater, pourra le faire immédiatement et avec la plus grande facilité. Cette analyse est peut-être difficile à saisir ; mais elle est très-importante, et on ne doit pas la perdre de vue pour la cure du bégaiement.

Tel est le mécanisme de la respiration chez une personne qui parle librement. Pour être délivré de son infirmité, il faut qu'un bègue en vienne à imiter en tous points ce mécanisme dans sa manière de parler, d'abord en y songeant, puis ensuite sans y penser, cette imitation étant devenue pour lui une habitude. Il n'est pas très-difficile d'arriver à ce résultat, parce que la nouvelle habitude qu'il s'agit de contracter n'est point artificielle; elle est au contraire tout-à-fait naturelle, et fait rentrer les bègues dans un état tout-à-fait normal. Toute la difficulté consiste dans la retenue de l'air; nous allons démontrer comment on peut l'opérer.

Le bègue qu'il s'agit de guérir ayant bien compris l'analyse de la parole telle que je viens de la donner, on lui dira : Faites attention à l'inspiration physiologique initiale de toute parole; une fois que vous l'aurez effectuée (et elle ne différera de l'état normal qu'en ce que vous y aurez fait attention), une fois dis-je cette inspiration effectuée, arrêtez-vous un instant; votre poitrine est dilatée, votre abdomen légèrement saillant, (par suite de l'abaissement du diaphragme) : mettez-vous alors à parler, en tâchant de rester dans cette position, et en essayant de vous opposer à l'affaissement de l'abdomen tant que durera votre discours. La poitrine n'est point maintenue dilatée et l'abdomen saillant, d'une manière complète et absolue, car à mesure qu'on avance dans la phrase, ces parties reviennent lentement et légèrement sur elles-mêmes. Il faut toutefois s'efforcer de les maintenir autant que possible dans cette position, et faire en sorte que lorsque vous aurez terminé la phrase, il reste encore assez d'air dans votre poitrine pour que vous puissiez chasser ce reste par une expiration active, dont vous aurez la conscience, de même que pour les phénomènes précédents.

Voici en somme de quelle manière il faudra parler : inspirer légèrement comme dans l'état physiologique, faire une toute petite pause, puis se mettre à parler, en observant sans cesse de maintenir la poitrine dilatée et l'abdomen légèrement saillant, et d'employer le moins d'air possible, puis, avant de recommencer la même série de phénomènes, chasser l'air restant par une expiration active.

Toute la difficulté consiste donc à parler, en maintenant la poitrine dilatée et l'abdomen légèrement saillant; pour produire cet effet et le faire persister pendant tout le temps que l'on parle, il suffit d'y penser et de faire un léger effort. D'après ce que j'ai observé, on peut à la rigueur se contenter de ne songer qu'à maintenir l'abdomen légèrement saillant. Voici pour quelle raison : lorsqu'on respire normalement, la cavité thoracique se dilate exactement en même temps que le diaphragme s'abaisse ; et ces parties reviennent également ensemble à leur position normale pendant que l'expiration se produit. En maintenant donc seulement le diaphragme abaissé par une légère projection de l'abdomen en avant, on force également la poitrine à rester dilatée, et cela sans avoir besoin d'y penser, parce que ces deux effets sont corrélatifs et marchent ensemble; il y a d'autres cas dans lesquels on peut, plutôt encore que dans le précédent, se contenter de songer à la simple projection de l'abdomen en avant: chez quelques individus bègues en effet, les parois thoraciques ne s'affaissent pour produire l'expiration qu'après que le diaphragme a repris sa position normale ; il suffit donc alors de maintenir ce dernier abaissé, parce que tant qu'il restera dans cette position, les parois thoraciques ne reviendront pas sur elles-mêmes : il faudrait de très-grands efforts pour changer cet ordre ; or, il n'en faut pas pour se guérir du bégaiement.

Un des préceptes les plus importants de la méthode, est d'opérer cette retenue d'air, ou plutôt la dilatation du thorax, et l'abaissement du diaphragme avec le moins d'effort et le moins de raideur possibles, et de parler de même, c'est-à-dire en évitant de mettre trop de force et trop d'énergie dans la manière de s'exprimer.

Pour appliquer la méthode avec plus de facilité, M. Jourdant divise la phrase ou le membre de phrase pour lequel il faut une inspiration et une expiration en trois temps : premier temps, l'inspiration et la pause ; deuxième temps, la phrase ou le membre de phrase prononcé en même temps qu'on maintient le diaphragme abaissé et la poitrine dilatée ; troisième temps, expulsion de l'air qui reste encore dans la poitrine, par une expiration active. Il conseille en même temps de marquer ces trois temps avec le pouce, et cet artifice suffit, en général, pour constituer un moyen mnémonique de la méthode, pour fixer davantage l'attention du bègue, et le forcer en quelque sorte à l'employer. M. Jourdant recommande aussi de chercher toujours à conserver le plus d'air possible pour l'expiration finale. En ayant donc sans cesse cette pensée présente à l'esprit, on est nécessairement obligé d'employer l'air avec beaucoup de ménagement, pour qu'il en reste à la fin, et par conséquent on ne bégaie pas.

Il ne faut pas croire qu'on parvienne du premier coup à bien parler suivant cette méthode : il faut en général plusieurs jours d'essais, de tâtonnements, de difficultés à vaincre; dans les premiers instants, il est presque impossible de la mettre en usage, mais en essayant, en persévérant, on finit toujours par y arriver, et une fois qu'on est parvenu à en bien saisir le mécanisme, on est toujours tenté d'en continuer l'application, car le bègue, au lieu d'être fatigué de cette manière de s'exprimer, comme il l'était par sa difficulté, se sent au contraire à son aise, la respiration est plus libre, plus facile, et tout l'encourage à persister dans cette habitude.

Telle est la base de la méthode Jourdant : je me suis borné à tracer les préceptes généraux et les règles à suivre dans l'application; il se présentera sans doute, pour ceux qui voudront la mettre en usage, des cas particuliers dans lesquels il faudra peut-être la modifier légèrement. Ce sont des détails dans lesquels il est très-difficile d'entrer ici, attenduqu'il est possible qu'ils varient pour chaque individu ; le fond de la méthode reste cependant toujours le même, et ce que j'ai dit suffit pour opérer la guérison des bègues lorsqu'on voudra la tenter.

La méthode générale que je viens d'exposer est la même pour les trois espèces de bégaiement que j'ai admis, et qui sont, comme on peut se le rappeler, le bégaiement ouvert, le bégaiement fermé, le bégaiement mixte ; elle réussit presque toujours à guérir les bégaiements véritables, et on a peu besoin en général de la modifier pour les cas particuliers. Il arrive toutefois que certaines lettres embarrassent encore les bègues : cela est dû à ce que les muscles, habitués à articuler une lettre d'une manière vicieuse, ne perdent pas facilement cette habitude. Lorsqu'une telle circonstance se présente, il faut examiner et noter avec soin les lettres qui sont difficilement prononcées, et corriger chacune d'elles par un mécanisme particulier. M. Jourdant m'avait d'abord indiqué la manière dont il conseillait de prononcer chaque lettre et j'avais pensé à la présenter ici; mais en l'examinant avec attention, j'ai remarqué qu'il avait étudié les caractères extérieurs de la position de la bouche et de la langue pour la prononciation de chacune d'elles, et qu'il conseillait de reproduire exactement la position qu'il avait remarquée. Cette étude était fort ingénieuse et portait surtout sur le mouvement préliminaire, nécessaire à la prononciation des consonnes, mouvement si bien étudié et si bien établi par M. Gerdy.

Toute remarquable que fût cette étude, pour un homme dénué de toute instruction scientifique, comme l'était M. Jourdant, elle était toutefois incomplète, et pour la traduire en langage scientifique, il eût fallu faire disparaître de nombreuses lacunes. J'ai essayé de faire ce travail; mais je n'ai pas tardé à reconnaître que je retombais bientôt dans les descriptions de la prononciation des lettres, descriptions données par MM. Gerdy et Muller; je me suis donc dispensé de le continuer, et je me bornerai à donner le conseil suivant. Lorsqu'une ou plusieurs consonnes (car ce sont elles en général) arrêtent un bègue, la presonne qui se sera chargée de le guérir étudiera avec soin la prononciation physiologique de chacune des lettres difficiles, telle que je l'ai donnée, surtout d'après MM. Gerdy et Muller, et lui expliquera leur mécanisme pour le lui faire imiter. Tel est tout simplement le résultat auquel nous aurait également conduit l'analyse des lettres d'après M. Jourdant.

Les bègues que l'on soumet à l'emploi de la méthode Jourdant doivent, dans les premiers temps surtout, parler avec plus de lenteur qu'à l'ordinaire. Cette condition n'est pas toutefois indispensable, et on en voit qui, tout en en faisant usage, parlent aussi rapidement qu'ils le désirent. Nous ne regardons pas cela toutefois comme très-avantageux, et nous donnerons le conseil formel de toujours modérer la rapidité du discours, lorsque l'on s'est soumis à cette gymnastique vocale.

La considération de la méthode que je viens d'exposer nous permet d'expliquer, plus complétement qu'on ne l'avait fait jusqu'alors, un fait bien singulier. Tout le monde sait qu'en général on ne bégaie pas en chantant, et depuis longtemps on a expliqué ce fait, en disant qu'on devait l'attribuer à la mesure que le bègue était forcément obligé de suivre. Cette cause qui certainement exerce une influence, est, selon moi, insuffisante pour expliquer le fait, et je crois qu'on peut à cet égard invoquer trois circonstances principales pour se rendre compte de ce fait, qu'on ne bégaie point en chantant.

Ces trois circonstances sont les suivantes :

1° Dans le chant, très-souvent il n'y a pas articulation des sons, et la voix seule est émise; tel est, par exemple, ce qui arrive lorsqu'on vocalise. Or, le bégaiement porte surtout sur les sons articulés, et n'est point, comme j'ai déjà eu occasion de le dire, une affection de la voix. Très-souvent aussi, du reste, on articule le chant; mais cette articulation est, en général, moins nette et moins franche que dans la parole. Ces deux raisons, si elles ne l'expliquent point complétement, concourent au moins à faire admettre que le bégaiement s'observe beaucoup moins en chantant qu'en parlant.

2° On chante en mesure; or, nous avons vu plus haut quelle était l'influence de la mesure sur la parole, nous avons dit que son usage avait surtout pour conséquence de régulariser la sortie de l'air, et d'empêcher qu'il ne s'échappât par des expirations prématurées et intempestives. Mais véritablement, peut-on toujours invoquer la mesure? Ne sait-on point que lorsqu'on chante un peu rapidement, elle n'est point sensible pour des oreilles profanes, qui alors ne la comprennent même point; et ne peut-on admettre que, parmi les bègues comme parmi les autres hommes, peu soient doués d'une organisation musicale ?

3° Voici maintenant la cause principale de l'absence du bégaiement pendant le chant chez les personnes affligées de cette infirmité.

Lorsqu'on désire apprendre à chanter, et qu'on suit les leçons d'un maître versé dans son art, un des premiers conseils qu'il donne est celui-ci :

Il faut respirer largement, et une fois qu'on a la poitrine dilatée et remplie d'air, on doit la maintenir autant que possible dans cette position, user l'air qui y est contenu avec beaucoup de ménagement, et faire qu'il sorte lentement et progressivement afin que le son soit le plus large et le plus plein possible.

Cet exercice pénible peut-être dans les premiers temps, devient ensuite une habitude, et tout artiste un peu exercé chante sans s'inquiéter de la manière dont il use son air pour parvenir à ce résultat. Sans parler des personnes qui ont appris la musique, ou des chanteurs exercés, on peut dire que tout individu qui chante naturellement et sans y penser, emploie absolument le même mécanisme; seulement étant moins sensible, il n'y accorde aucune attention. Malgré lui, il maintient la poitrine un peu dilatée pendant qu'il chante, et n'use de l'air qu'elle contient qu'avec ménagement. Ce qu'on observe ici se reproduit également chez les bègues qui veulent chanter, et voici pourquoi le bégaiement n'est point alors sensible. Ce qui se passe dans le chant est précisément ce que conseille M. Jourdant pour guérir le bégaiement, et c'est dans la considération du mécanisme particulier de la respiration pendant cet exercice, qu'il a puisé un des moyens qui forment la base fondamentale de sa méthode de traitement.

Nous venons d'exposer avec beaucoup de détails la méthode Jourdant et la manière de l'employer ; mais si on voulait se borner à ces seuls conseils, on serait peu avancé. Lorsqu'on veut guérir les bègues, en effet, il faut tenir compte aussi d'un certain nombre de circonstances, sans la considération desquelles leur traitement pourrait échouer, ou au moins rester incomplet. Ce sont ces circonstances que nous allons maintenant étudier avec soin.

EXPOSÉ DES CIRCONSTANCES INDISPENSABLES POUR LE SUCCÈS DE LA MÉTHODE JOURDANT.

Il est un certain nombre de circonstances auxquelles j'attache la plus grande importance, et qui peuvent contribuer pour beaucoup au succès des cures qu'on entreprend. Réunies, elles peuvent faire présager un succès complet, certain et durable. Ces mêmes conditions possédées à un moindre degré diminuent certainement les chances d'une bonne guérison, mais elles sont loin de devoir y faire renoncer. Nous allons successivement les examiner.

1° *L'individu qu'on veut guérir doit être bien persuadé qu'il bégaie, qu'il s'exprime avec une difficulté pénible pour ceux qui l'écoutent et qui peut lui nuire dans une foule de circonstances.*

Or, cela ne se trouve pas toujours. J'ai vu des individus parler en faisant des grimaces horribles, et qui m'affirmaient n'avoir qu'un léger défaut dans la prononciation, défaut qui ne les gênait en rien; d'autres le nier même complétement. Je me rappelle surtout un cordonnier habitant Paris, et qui m'avait été désigné comme très-bègue. Avant de présenter la méthode Jourdant à l'Académie des sciences, je désirais faire quelques expériences pour constater son efficacité sur un certain nombre de bègues; je me rendis donc chez lui. La première chose qu'il me dit, en faisant d'affreuses grimaces, fut qu'il avait bégayé autrefois, mais qu'il s'était guéri depuis plus de 15 ans, en mettant des cailloux dans sa bouche. Lui ayant fait observer qu'il lui restait cependant une *légère difficulté de parler*, et qu'il serait peut-être bien aise d'en être débarrassé, il me répondit que cela le gênait tellement peu, qu'il ne donnerait pas certainement une heure par jour de son temps pendant un mois, pour en être délivré, et c'était précisément le temps qu'on lui demandait pour le guérir. On doit bien penser que j'eus bien vite renoncé à mon projet à son égard.

Ce qui s'est passé pour cet homme bègue au plus haut point s'est présenté plusieurs fois à moi, mais d'une manière moins frappante. Or, vouloir guérir de tels individus, serait perdre son temps, et on pourrait être presque assuré d'avance de l'insuccès. On devra toutefois, avant de les abandonner complétement à leur mauvais sort, essayer de leur faire comprendre à quel point ils bégaient, et combien cette difficulté peut leur être nuisible dans beaucoup de circonstances; s'ils résistent, il est inutile d'insister, et il vaut certes mieux ne pas les traiter.

2° *Il faut que les bègues qu'on désire traiter soient doués d'une certaine intelligence.*

Leurs facultés intellectuelles ont besoin d'être développées, non seulement pour comprendre la cause du bégaiement telle qu'on la leur expliquera, et la méthode de traitement qu'ils doivent suivre pour le faire disparaître, mais encore pour saisir et acquérir les diverses qualités morales qui sont nécessaires pour contracter l'habitude nouvelle et être radicalement guéris. On ne devrait pas cependant se rebuter en commençant, et chez des personnes qui ont l'intelligence peu développée, on parviendra peut-être au résultat que l'on désire obtenir par la persévérance qu'on mettra à les instruire, et à leur faire contracter presque malgré eux la nouvelle manière de parler. Voici un exemple qui prouve ce qu'on peut faire à cet égard. A l'époque des expériences dont je parlais tout-à-l'heure, je choisis un commissionnaire, homme épais, lourd, très-peu intelligent, et affecté d'un bégaiement ouvert, très-caractérisé et très-pénible. Il consentit à venir une heure par jour chez M. Jourdant pour être traité de son infirmité; il y vint en effet pendant quinze jours; au bout de ce temps je vis cet homme qui parlait horriblement mal avant, s'exprimer, en employant la méthode, avec une facilité qui m'étonnait. Il me dit que, revenu chez lui, il parlait facilement et très-bien tant qu'il suivait les règles qu'on lui avait indiquées, mais que s'il venait à les oublier il retombait dans son ancien défaut. «Je n'en ai pas encore l'habitude, dit-il, et je ne sais si je la contracterai; mais c'est une gêne très-grande pour moi, et qui d'ailleurs me prend un peu de temps tous les jours; j'aime donc autant ne pas me fatiguer à essayer de la contracter; d'ailleurs je parle assez bien pour mon état.» Cet homme ne voulut pas revenir. Je l'ai vu il y a quelque temps : il me dit qu'il parlait mal, mais que dès qu'il voulait penser à employer la méthode qu'on lui avait enseignée, il s'exprimait avec facilité. Voici donc un homme qui, malgré son peu d'intelligence, avait, si je puis ainsi m'exprimer, sa guérison dans les mains, et qui ne voulut pas être radicalement guéri. Or, supposez qu'on ait eu affaire à un individu placé dans une sphère sociale plus élevée, qui ait eu besoin d'être délivré de son infirmité pour la carrière dans laquelle il était placé, et qu'on ait forcé pour ainsi dire à contracter l'habitude nouvelle; on aurait compté un succès de plus.

Il faut donc, pour les bègues peu intelligents qu'on veut

guérir, plus de temps et de persévérance de la part de celui qui entreprend leur cure.

3o *Le bègue doit sentir la nécessité de guérir.*

On comprend qu'un bègue qui se sent arrêté dans sa carrière, dans ses entreprises, qui ne peut avancer enfin en raison de sa difficulté de parler, doit désirer guérir plus ardemment que d'autres, et doit y mettre plus d'activité, de persévérance, et par conséquent obtenir un succès plus marqué et plus durable. Une circonstance qui m'a semblé exercer une grande influence, est celle du désir de contracter un mariage pour lequel la difficulté de la parole est un obstacle à peu près certain, oh! dans ce cas, on possède un auxiliaire puissant, et on a beaucoup plus de chances de guérir le bègue placé dans cette condition. Je parle de cette circonstance, parce que depuis trois mois j'ai eu deux fois l'occasion de la constater.

4o *Le bègue doit avoir du courage et de la persévérance pour contracter l'habitude nouvelle.*

Il ne suffit pas d'avoir l'intelligence nécessaire pour comprendre la méthode, le désir de la voir réussir, et le besoin d'être débarrassé de son infirmité ; il faut encore avoir assez de courage et de persévérance pour s'astreindre pendant un certain temps, à employer continuellement la manière nouvelle de s'exprimer, à ne pas parler plutôt que de le faire sans la suivre, et cela n'est certes pas facile; mais si on possède cette qualité, on sera presque certain de guérir rapidement. Il est un précepte de la plus haute importance, et que le bègue, traité par cette méthode, ne doit jamais perdre de vue, c'est le suivant : lorsqu'il est ému et qu'il désire parler, il devra mieux ne pas le faire que de bégayer ; il s'arrêtera donc un instant, songera à la manière dont il doit s'exprimer, et ce temps d'arrêt lui permettra de prendre en quelque sorte des précautions pour parler suivant la méthode. Dans de telles circonstances, il devra observer de parler plus lentement encore que dans d'autres. Lorsqu'au milieu d'une phrase, un bègue s'aperçoit, et cela arrive presque toujours, qu'il va s'exprimer avec difficulté, et qu'une consonne, ou qu'un mot doit l'embarrasser, il n'y a pas à balancer, il faut qu'il s'arrête court, et qu'il recommence immédiatement la phrase, en la prononçant mieux et d'après les préceptes qui lui ont été donnés. Il est infiniment préférable de suivre cette marche plutôt que de bégayer. Cette observation, du reste, n'est utile que pour un certain temps, et jusqu'à ce que le bègue ait contracté l'habitude de la méthode nouvelle, car alors il n'aura plus besoin de s'en occuper.

Les détails dans lesquels je viens d'entrer suffisent pour prouver toute la force de caractère qu'il faut souvent pour penser continuellement à la même chose pendant un certain temps; mais plus on y pensera, plus on s'y appliquera, et plus court aussi sera le temps qu'il faudra pour la guérison. On peut certainement être délivré de son infirmité avec moins de force d'esprit et moins de persévérance; mais ces deux qualités doivent être supplées par *un temps plus long d'exercices.*

5° *Le bègue ne doit pas être timide.*

La timidité, ai-je dit, est une des circonstances qui influe le plus sur le bégaiement et qui tend surtout à l'augmenter. Or, cette défiance d'eux-mêmes qu'ont un certain nombre de bègues, est un écueil pour la cure de leur affection; car, placés dans de telles circonstances, le souvenir de leur bégaiement, la crainte de parler mal, et celle de ne pas suivre exactement les préceptes qui leur ont été donnés, les empêcherait quelquefois de s'y conformer, et en effet il pourra arriver que ceux-là mêmes qui, quelques instants avant et dans l'intimité, parlaient avec beaucoup de facilité en suivant la méthode, ne s'expriment plus ensuite que difficilement. Cette défiance est certainement un grand écueil, qu'on ne pourra leur faire éviter qu'en leur persuadant bien qu'ils doivent parler avec facilité si on les place dans les mêmes circonstances ; cette persuasion leur donnera de la confiance en eux-mêmes, et plus ils la possèderont, mieux ils s'exprimeront.

6° *L'état moral des bègues.*

Il est une circonstance importante et à laquelle on ne saurait accorder une attention trop sérieuse, c'est celle dont il est maintenant question. Si la personne qu'on veut traiter est intelligente et sent vivement, il arrive assez souvent que cette affection est pour elle la cause d'un chagrin continuel ; elle réagit sur toute son existence, la décourage dans tout ce qu'elle veut entreprendre, et imprime à son caractère une certaine tristesse qu'elle écarte difficilement ; en un mot, on est démoralisé. Un tel état s'accompagne presque toujours d'une grande timidité; ce qui fait, que dans des cas de ce genre, on a en même temps deux obstacles puissants à vaincre. Ces obstacles sont une des circonstances qui s'opposent le plus à la guérison radicale du bégaiement, et qu'on fait le plus difficilement disparaître. On ne doit pas toutefois se laisser rebuter ; il faut essayer de convaincre les bègues qu'ils peuvent certainement guérir, et qu'ils doivent faire tous leurs efforts, employer toute leur intelligence (car ceux-là en ont ordinairement beaucoup) et toute leur volonté pour atteindre ce but. Du moment qu'ils auront cette confiance et qu'ils espéreront réussir, oh ! alors, on aura fait un grand pas, et on pourra beaucoup espérer.

7° *L'âge.*

Peut-on guérir les bègues quel que soit leur âge? C'est une question qui est importante et qu'il est de mon devoir de discuter ici. Les enfants guérissent difficilement avant dix ans je pense qu'il est préférable de ne pas essayer d'appliquer la méthode, parce qu'on serait à peu près assuré de l'insuccès. Cependant il ne faut pas se prononcer d'une manière trop absolue à cet égard, et je crois que dès l'âge de huit ans, si les jeunes sujets dont on veut se charger sont doués d'une vive intelligence, on peut tenter de faire disparaître le bégaiement. M. Jourdant a déjà guéri, il y a quelque temps, un enfant de huit ans, et à l'instant où j'écris ces lignes, il a chez lui un jeune enfant qui est en traitement depuis quinze jours, et parle déjà fort bien. Je crois toutefois que pour les jeunes sujets de cet âge, on doit craindre que le bégaiement ne récidive, qu'il faut plus de temps, plus de patience, et surtout ne pas les perdre de vue jusqu'à ce qu'ils aient atteint quinze ou seize ans, pour combattre le bégaiement dès qu'on observera les traces de la moindre réchute. Tout ce que je viens de dire d'une manière exceptionnelle pour les enfants de huit à dix ans est généralement applicable aux jeunes sujets de dix à quinze ans. L'intelligence de ces derniers sera la seule règle qui devra guider la personne qui se chargera de faire disparaître le bégaiement.

Au-delà de cette époque, la période de la vie comprise entre quinze et quarante ans, est celle où l'on a le plus de chances de guérir cette affection, et tout ce que j'ai dit plus haut s'applique plus particulièrement à cette époque de la vie.

De quarante à soixante ans, on a, je pense, moins de chances pour guérir le bégaiement, et voici pourquoi : les personnes de cet âge sont habituées depuis longtemps à leur infirmité, elles n'y songent plus; elles ne sont plus préoccupées par les désagréments qu'elle leur causait autrefois ; leur position est en général faite, elles sont établies, et tout cela s'est fait malgré la difficulté de parler dont elles étaient affligées; elles sont donc beaucoup moins obligées de songer à la faire disparaître. A cet âge enfin on contracte moins facilement une habitude nouvelle que lorsqu'on est jeune. Ces raisons toutefois seront loin d'empêcher des bègues de cet âge de guérir, et on aura d'autant plus de chances d'obtenir un tel résultat qu'ils réuniront les conditions suivantes : bégaiement très-fort; désir de guérir; nécessité pour eux d'en être délivrés, pour parvenir plus haut dans la carrière qu'ils ont embrassée. Après soixante ans, je crois qu'il est inutile de chercher à guérir les bègues qui conservent encore un défaut notable dans leur prononciation ; on serait à peu près certain d'échouer. Si cependant ils avaient un grand désir d'être délivrés de leur infirmité, et assez de force de volonté pour le tenter, ils y parviendraient certainement aussi facilement que d'autres ; par malheur ils n'ont en général ni ce désir, ni cette volonté.

8° *Le sexe.*

Je n'ai pas observé assez de femmes bègues pour pouvoir apprécier l'influence de leur sexe sur la facilité ou la difficulté de la cure du bégaiement chez elles. Je laisserai donc cette question sans la résoudre.

Du mode d'application de la méthode.

Nous avons successivement étudié la méthode Jourdant considérée en elle-même, et ensuite un certain nombre de circonstances que j'ai regardées comme nécessaires à sa réussite ; nous pouvons maintenant, par conséquent, traiter la question que je viens d'énoncer.

D'après tout ce que j'ai dit, il est évident qu'il y a dans la méthode dont il s'agit maintenant deux choses différentes :

1° la manière nouvelle de parler ; 2° l'habitude qu'on doit contracter.

En effet, lorsqu'on expose à un bègue la méthode, lorsqu'il est parvenu à la comprendre, à faire ce qu'on lui a dit, à l'employer enfin, nul doute qu'il ne possède un moyen à l'aide duquel il pourra s'exprimer avec facilité lorsqu'il l'appliquera. Mais est-il guéri pour cela ? non certainement ; il sera nécessaire qu'il contracte l'habitude de ne jamais parler autrement, et il pourra presque toujours facilement arriver à ce résultat, parce que cette manière nouvelle de parler qu'il doit employer n'est point artificielle ; elle n'est pas en dehors des actes physiologiques de l'organisme, et doit au contraire le ramener à l'état normal, et faire qu'il s'exprime comme tout le monde. C'est à cause de cela, parce qu'il doit retomber dans l'état physiologique duquel il était sorti, et que la nouvelle habitude doit être moins pénible pour lui que le bégaiement, qu'il en pourra contracter facilement l'habitude.

Pour obtenir ce résultat, un bègue ne doit jamais compter sur lui seul, il y a mille circonstances où sa volonté serait en défaut, où une impression quelconque, même légère, le détournerait du but qu'il veut atteindre ; ses efforts seraient infructueux pour vaincre cet obstacle ; à chaque instant il oublierait d'employer la méthode, et irrité lui-même de ces obstacles, il finirait par ne plus croire à son efficacité et par conséquent il ne pourrait guérir. Il est donc de toute nécessité qu'il se séquestre en quelque sorte de ses amis et de ses connaissances pendant un certain temps, qui peut varier de quinze jours à un mois et même deux, et qu'il reste aussi longtemps que possible, chaque jour, avec quelqu'un qui le réprimandera chaque fois qu'il bégaiera ou qu'il voudra bégayer ; qui lui fera recommencer, sans lui faire grâce, chaque phrase qui n'aura point été prononcée d'une manière normale. Instruit de cette manière, il devra nécessairement finir par en contracter l'habitude, et par conséquent être guéri radicalement. On voit, d'après tout ce que je viens de dire, qu'indépendamment de la manière nouvelle de parler qu'il faut apprendre, il est encore nécessaire que l'on fasse une éducation particulière des organes de la parole (muscles expirateurs et muscles de l'articulation des sons).

Quels ont été jusqu'à présent les résultats de la méthode Jourdant?

Pour répondre d'une manière positive à cette question, le plus simple eût été de donner la statistique des cas qui ont été suivis de guérison; je ne suivrai pas cette marche pour plusieurs raisons. D'abord une statistique, dans laquelle on dirait: sur tant de cas de bégaiement, j'en ai guéri tant, ne prouverait absolument rien. On peut la faire comme on l'entend, et le public n'y ajouterait aucune confiance. Pour qu'on y crût, il faudrait faire l'histoire particulière de chaque cas, et indiquer le nom et l'adresse de la personne guérie. Or cela n'est pas possible ici. Une autre raison qui s'oppose à ce que cette statistique soit faite actuellement, est que, si déjà un certain nombre de bègues ont été radicalement guéris par cette méthode, d'autres sont encore maintenant en traitement; et, en tous cas, le nombre total des personnes qui ont été soumises à l'emploi de ces moyens n'est point encore assez considérable pour qu'on puisse tirer quelque résultat de leur énumération.

Enfin je ne possède pas les éléments de cette statistique, je n'ai vu, ni avant, ni après, la plupart des bègues traités par M. Jourdant, et je ne pourrais donner que les résultats qu'il m'aurait communiqués. Or, cela ne me suffit pas, je ne parle jamais que des succès que j'ai vus, que j'ai constatés; et je ne m'en rapporte à personne à cet égard, et surtout à l'auteur d'une méthode, lequel, avec la meilleur foi du monde, peut se faire illusion.

Si je ne puis reproduire ici une statistique, qui cependant serait très-avantageuse sous le rapport des succès obtenus, je puis au moins formuler les propositions générales suivantes, et me rendre garant de leur parfaite exactitude.

Parmi les bègues nombreux confiés aux soins de M. Jourdant, le plus grand nombre a guéri complétement, avec plus ou moins de peine il est vrai, et en mettant plus ou moins de temps, mais enfin ils ont guéri. Quelques-uns auraient dû et pu guérir, mais ils ont désespéré de pouvoir réussir à contracter l'habitude nouvelle, ou bien l'exercice auquel on les soumettait les ennuyait. Quoi qu'il en soit, tout en possédant la manière de bien parler quand ils voudront, ils ont préféré y renoncer et n'ont reçu qu'une légère amélioration.

Enfin, il y a eu quelques insuccès réels qui ont été dus aux causes suivantes :

1° Les individus n'étaient pas affectés d'un véritable bégaiement, et M. Jourdant qui habituellement distingue avec une grande sagacité les cas qui seront rebelles à ses moyens, ne les a pas toujours reconnus. C'est ainsi que je l'ai vu se charger de guérir un bègue âgé de 50 ans, et qui, à un bégaiement assez caractérisé, joignait une paralysie incomplète de la langue. Il est évident qu'il ne devait pas le guérir; et en effet, son langage fut à peine légèrement amélioré.

2o Les individus n'avaient pas l'intelligence nécessaire pour comprendre la méthode et surtout la force de volonté nécessaire pour l'appliquer. La plupart de ces individus, du reste, avaient déjà été soumis à d'autres méthodes de traitement qui avaient également échoué.

Malgré cela, le plus grand nombre de véritables bégaiements, et je crois avoir assez expliqué cette expression pour qu'il soit inutile d'y revenir ici, sont susceptibles de guérison, et je ne saurais trop engager les personnes qui en sont affligées, à s'y soumettre et à l'employer avec persévérance.

En terminant, je donne un tableau comparatif présentant l'exposition résumée des trois principales méthodes de traitement maintenant employées, afin que, par leur comparaison, on puisse voir qu'elles n'ont aucune analogie entre elles.

MÉTHODE de madame LEIGH modifiée par M. MALBOUCHE.	MÉTHODE de M. COLOMBAT.	MÉTHODE de M. JOURDANT.
Les lèvres doivent être retirées en arrière de manière à ce que la bouche paraisse agrandie. C'est toujours à cette position qu'elles doivent revenir, et elle doit être dominante. Faire parler le bègue, en faisant maintenir la totalité de la langue élevée et appliquée contre la voûte palatine avec autant de rétraction que l'on pourra. Il faut qu'il ait le courage de contracter cette habitude. Il faut d'abord le faire lire lentement en prononçant toutes les syllabes. Il faut que le bègue arrive à prononcer toute espèce de syllabes et de mots, la langue ainsi collée au palais. (1)	Pour les bégaiements *labio-choréiques*, faire parler les bègues *en mesure*, en leur faisant écarter les commissures des lèvres de telle sorte que ces organes soient tendus à peu-près comme dans l'action de rire. Pour les bégaiements *gutturo-tétaniques*, faire une légère inspiration et refouler en même temps la langue dans le pharynx, en portant la pointe renversée de cet organe vers le voile du palais en même temps qu'on écarte transversalement les commissures des lèvres comme dans les bégaiements *labio-choréiques*. Aussitôt qu'à l'aide de ces moyens la syllabe rebelle est prononcée, on doit parler en ayant le soin de tenir toujours les lèvres un peu tendues transversalement, et en suivant un rythme que l'on marque à un, deux, trois, quatre ou six temps, suivant la mesure que l'on suit. (1)	Faire parler les bègues en même temps qu'ils maintiennent les côtés soulevées et le diaphragme abaissé (dilatation de la poitrine) par un léger effort volontaire. Les engager à user le moins d'air possible pour la parole et de s'exprimer avec un peu plus de lenteur qu'à l'ordinaire.
(1) DICT. DE MÉD., en 15 vol., t. 4, p. 77 et 78, art. Bégaiement, par M. Magendie.	(1) COLOMBAT, Traité du bégaiement, p. 370 (3e édition).	

FIN.

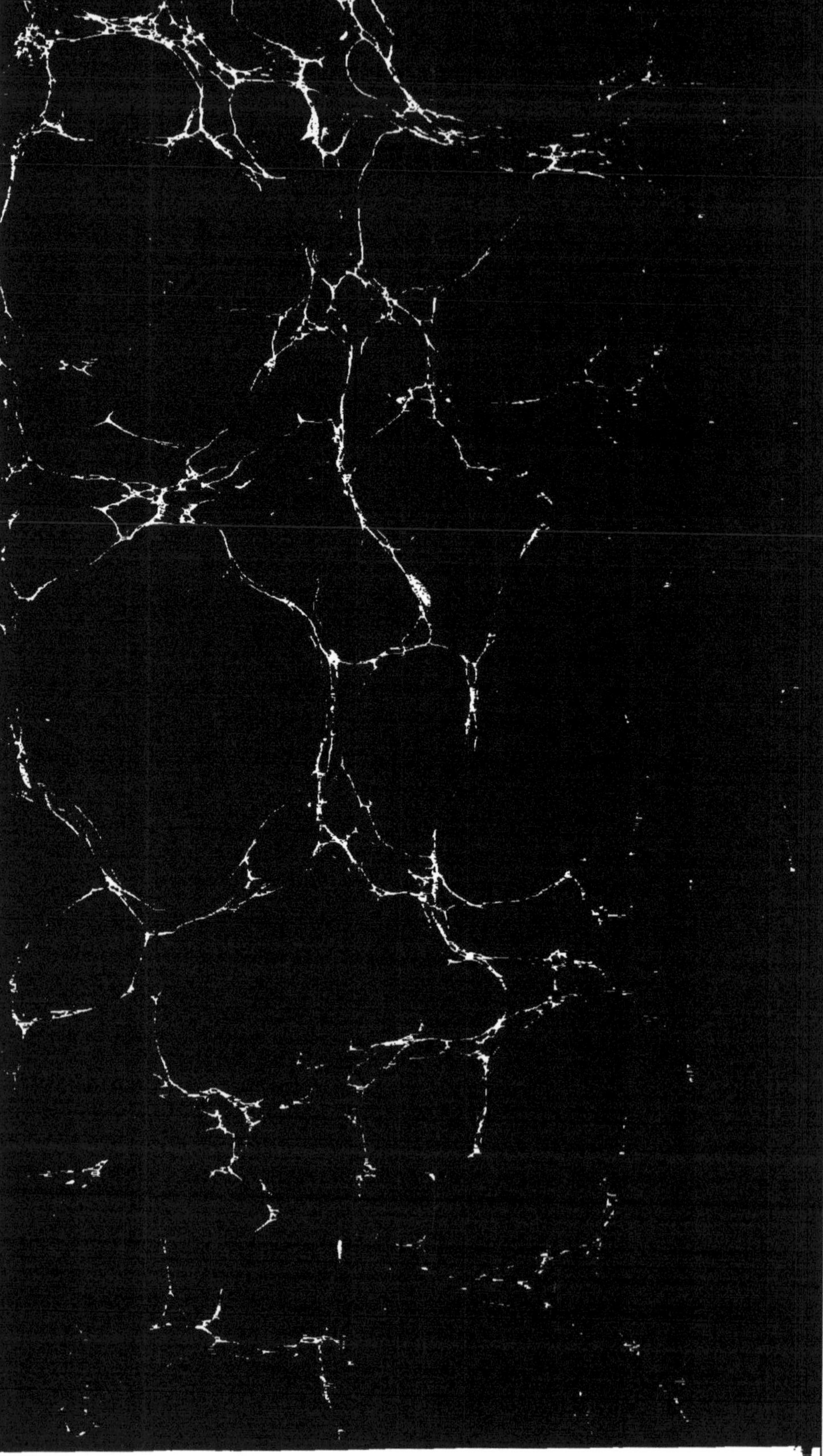

www.ingramcontent.com/pod-product-compliance
Ingram Content Group UK Ltd.
Pitfield, Milton Keynes, MK11 3LW, UK
UKHW020147200726
13856UKWH00003B/881

9 782011 929570